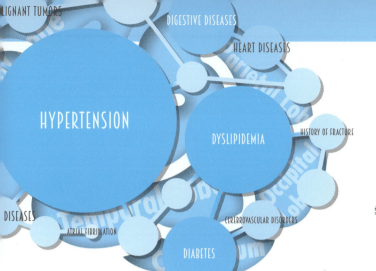

認知症に伴う
生活習慣病・
身体合併症

実臨床から考える治療と対応

[著]
川畑信也
八千代病院 神経内科部長
愛知県認知症疾患医療センター長

中外医学社

はじめに

　認知症診療で患者さんの臨床経過を診ていくと，認知症症状の進行悪化や行動・心理症状 BPSD の出現などのように認知症由来の症状あるいは状態とともに生活習慣病の悪化あるいは転倒・骨折，けいれん発作，肺炎・誤嚥性肺炎，尿失禁などの身体合併症あるいは身体症状の発現をみることが多いと思います．さらに悪性腫瘍や心疾患，脳血管障害などを合併してくることがあるかもしれません．従来の認知症診療は，早期発見・早期対応が重要，認知症に対する医学的診断は医師の務め，患者さん本位の介護が柱になっていたかと思いますが，今後の認知症診療では，認知症患者さんに伴う身体合併症あるいは身体症状への治療や対応も重要な課題になってくると私は考えています．とくに高齢認知症患者さんでは，多くの併存疾患をもつことは当然のことだと言えます．認知症と生活習慣病との視点でみますと，認知症と糖尿病との関係がしばしば話題になるのですがそのほとんどは両者の病因あるいは病態から論じられるだけであり，では実際に認知症に伴う糖尿病をどう治療していけばよいのか，認知症患者さんに食事療法や運動療法の厳密な実施が可能なのか，糖尿病治療薬としてどの薬剤がより適切なのか，インスリン製剤を誰が打ったらよいのかなど具体的な治療や対応に関して議論されることが少ないように私は感じてきました．実臨床では病因や病態よりも糖尿病を持つひとりの認知症患者さんを前にしてどう治療を進めていったらよいかの課題が求められているのです．

　今後，高齢認知症患者さんの増加とともにその患者さんがもつ身体合併症あるいは身体症状の治療にもわれわれ医師が今以上に目を向けていく必要があると考えています．認知症診療は，認知症があるのか否か，薬物療法をどう進めたらよいのかを中心とした診療からその患者さんがもつ身体合併症，身体症状をも含めた包括的認知症診療にそのスタンスを変えていくべきであると私は考えています．極論を述べると，その患者さんに認知症が存在しているのか否かを訴求するよりもその患者さんがもつ認知機能の低下を踏まえて身体的治療をどう進め，そ

の患者さんがその後の人生をよりよく生きていけるお手伝いをすることが認知症診療に携わる医師の務めではないかと考えています．

　本書は，上記の視点から認知症患者さんに伴う身体合併症，身体症状の治療に焦点を当て作成しています．私自身が個々の身体合併症，身体症状の治療に関して確固たる信念を持つ段階に至っているわけではありませんし実際の診療現場では試行錯誤を繰り返しながら身体合併症，身体症状の治療を行っているのが実情です．本書を作成するに際して可能な限りガイドラインや成書を参考にしておりますが，基本的なスタンスは私自身が実臨床で行っている治療の考えかたや治療薬選択を記述しております．本書の記載のなかで多くの疑問点や言及できていない事柄，曖昧な記載あるいは私の誤った解釈などについてはご海容下されますことをお願い申し上げます．本書の内容でひとつでも読者の方々のお役に立つことができればそれは私の喜びとするところであります．

　　　　2019 年 9 月 20 日

　　　　　　　　　　　　　　　　　　　　　　　　　川 畑 信 也

目次

第 1 章 ▶ 服薬管理の問題	1
▶ 高齢者の服薬管理の問題	1
▶ 独居患者の服薬管理をどう進めるか	6
▶ 認知症患者にみられる拒薬とその対策	9

第 2 章 ▶ 認知症由来の身体症状の治療	13
A 固執症状	13
B 反復行動	15
C てんかん・けいれん発作	18
▶ ガイドラインからみた治療の考えかた	18
▶ 実臨床からみた薬剤選択の考えかた	20
▶ カルバマゼピンをどう使用するか	24

第 3 章 ▶ 認知症に伴う生活習慣病，身体合併症の治療	27
▶ 認知症に伴う生活習慣病の実態	27
A 高血圧	29
▶ ガイドラインからみた高血圧について	29
▶ 認知症患者に対する降圧薬の選択をどう考えるか	32
B 糖尿病	34
▶ 認知症をもつ糖尿病患者に対する治療概論	34
▶ 認知症患者における食事療法，運動療法	40
▶ 実臨床からみた糖尿病治療の問題点	41
▶ 認知症の視点からみた糖尿病治療の実際	44
▶ 認知症患者に適する糖尿病治療薬とは	45
▶ 実臨床における治療の考えかたと手順	48
▶ 低血糖の問題	52
C 脂質異常症	53
D 肺炎・誤嚥性肺炎	55
▶ わが国の肺炎・誤嚥性肺炎の実態	55

i

- ▶ 医療・介護関連肺炎 NHCAP の概念とその治療 ……………………… 57
- ▶ 高齢者の誤嚥性肺炎 …………………………………………………… 62
- ▶ 高齢認知症患者にみられる肺炎の問題 ………………………………… 64

E　心不全 ……………………………………………………………………… 66

F　歩行障害 …………………………………………………………………… 70
- ▶ アルツハイマー型認知症の歩行障害とその治療 …………………… 70
- ▶ レビー小体型認知症の歩行障害とその対策 ………………………… 71
- ▶ パーキンソン症状に由来する易転倒性への対策 …………………… 74
- ▶ 血管性認知症の歩行障害 ……………………………………………… 75

G　排尿障害（尿失禁・頻尿） ………………………………………………… 76
- ▶ 知っておきたい排尿障害の基礎知識 ………………………………… 76
- ▶ 排尿障害に対する治療薬の選択と注意点 …………………………… 80
- ▶ 生活指導，非薬物療法 ………………………………………………… 82

第4章 ▶ 認知症に伴う睡眠障害の治療　　87
- ▶ ガイドラインからみた睡眠障害の薬物療法 ………………………… 88
- ▶ 実臨床からみた睡眠障害における薬物療法の実際 ………………… 89
- ▶ 睡眠衛生指導を実施しにくい理由 …………………………………… 91
- ▶ 事例から考える薬物療法のコツと注意点 …………………………… 93
- ▶ レビー小体型認知症でみられる睡眠障害の薬物療法 ……………… 96
- ▶ 睡眠薬の併用療法は効果があるのか ………………………………… 98

第5章 ▶ 認知症に伴う骨粗鬆症・骨折の治療　　101
- ▶ 認知症患者における転倒の実態 ……………………………………… 101
- ▶ 知っておくべき骨粗鬆症の知識 ……………………………………… 107
- ▶ 骨粗鬆症治療薬をどう選択するか …………………………………… 111
- ▶ 骨粗鬆症治療薬の効果 ………………………………………………… 114
- ▶ 骨粗鬆症の治療目標 …………………………………………………… 117
- ▶ 骨折の外科的治療とその問題点 ……………………………………… 118
- ▶ 高齢認知症患者の骨折に対する保存的治療の問題点 ……………… 119

第6章 ▶ 認知症を伴う透析患者の治療と対応　　123
- ▶ 透析患者における認知症の実態とその問題点 ……………………… 123
- ▶ 腎障害からみた抗認知症薬処方の手順と注意点 …………………… 124

▶ 腎障害からみた向精神薬処方の手順と注意点 ……………… 127
▶ 透析開始と継続の意思決定プロセスについて ……………… 129
▶ 介護を進める上での注意点 ……………………………………… 130

第 7 章 ▶ 認知症に伴う食行動障害の治療　　133

▶ 認知症患者にみられる食行動障害をどう考えるか …………… 133
▶ 食行動障害への具体的な対策 …………………………………… 137
▶ 食行動障害に対する薬物療法の実際 …………………………… 140

第 8 章 ▶ 入院認知症患者の治療と対応　　145

▶ 認知症ケア加算からみた入院認知症患者の実態 …………… 145
▶ 入院認知症患者にみられる BPSD への対策 ………………… 148
▶ 事例から考える入院認知症患者の薬物療法 ………………… 153
▶ 知っておきたい身体拘束の知識 ………………………………… 158

第 9 章 ▶ 在宅認知症患者の治療と対応　　163

▶ 認知症初期集中支援チームについて ………………………… 163
▶ 事例呈示 ………………………………………………………………… 165
▶ 認知症初期集中支援チームの問題点 ………………………… 168
▶ 在宅認知症患者への援助，支援の注意点 …………………… 169

第 10 章 ▶ 認知症診療における法律問題　　175

A 成年後見制度 ……………………………………………………………… 175
▶ 成年後見制度の仕組みを理解する ……………………………… 175
▶ 成年後見制度の実態 ……………………………………………… 178
▶ 成年後見人が行えること，行えないこと …………………… 182

B 日常生活自立支援事業 ………………………………………………… 184
▶ 日常生活自立支援事業を理解する ……………………………… 184

C 認知症と消費者被害 …………………………………………………… 187
▶ 認知症患者の消費者被害の実態 ………………………………… 187
▶ 訪問販売，悪徳商法などへの予防とその対策 ……………… 190
▶ クーリングオフ制度を理解する ………………………………… 193

D 認知症患者への虐待 …………………………………………………… 194
▶ 法的視点からみる高齢者虐待 …………………………………… 194

- ▶ 全国統計からみた高齢者虐待の実態 …………………… 196
- ▶ 高齢者虐待を発見する難しさ ………………………… 200

第11章 ▶ 認知症診療に関連する医療制度　　203

A　自立支援医療制度 ……………………………………… 203
- ▶ 自立支援医療制度とはなにか ………………………… 203
- ▶ 自立支援医療制度申請のしかたと自己負担金 ………… 204

B　精神障害者保健福祉手帳 ……………………………… 207
- ▶ 精神障害者保健福祉手帳とはなにか ………………… 207
- ▶ 精神障害者保健福祉手帳申請のしかた ……………… 208

索引 ……………………………………………………………… 211

本書の登場人物

中館（なかだて）先生
本書の司会者的人物．認知症診療において，医学の観点と医療の観点の二つの視点がどのように異なり，どのように合わせていけるのかを探る．

海老手（えびで）先生
認知症に対して，医学の立場から，診断基準やガイドラインなどのエビデンスをもとに診療をすすめている．

加賀利（かかり）先生
認知症に対して，医療の立場から，実臨床においてどのように診療していくかを研究している．

第1章

服薬管理の問題

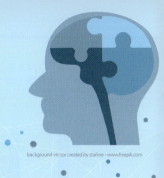

高齢者の服薬管理の問題

中舘先生　認知症診療では服薬管理は重要な問題だと思います．まず認知症を合併した高齢者の服薬管理の問題点から議論を進めていきたいと思います．海老手先生からお話をお願いします．

海老手先生　認知症介護を行っている家族の多くは，認知症が軽い段階では患者だけで服薬管理ができると考えていることが多いようです．　図1　は，私の外来で抗認知症薬のリバスチグミンを開始する際，対象患者が初診の時点でどのくらい手段的日常生活動作が自立しているのかを検討した結果です．軽微群は MMSE で 24 点以上を獲得した患者群ですが，きちんとひとりで服薬をできる頻度は男性で 62.5％，女性で 61.9％でした．つまり 3 人に 2 人は本人のみで服薬管理ができるのですが，ひとりは前もって飲む薬が用意されていれば服薬ができる，あるいはひとりで服薬をすることができないのです．認知症が軽微，軽度の段階から家族あるいは周囲の人々が服薬介助やその管理に関与することが求められる結果といえます．

　高齢者では多種類の薬剤を処方されている，つまりポリファーマシー（多剤併用）がしばしば問題視されていますが，このポリファーマシーの実情について解説をお願いします．

　現在，ポリファーマシーについて厳密な定義はないようですが，一般的

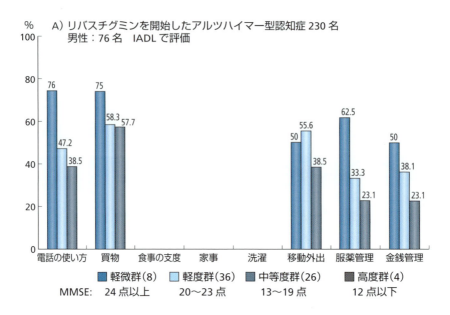

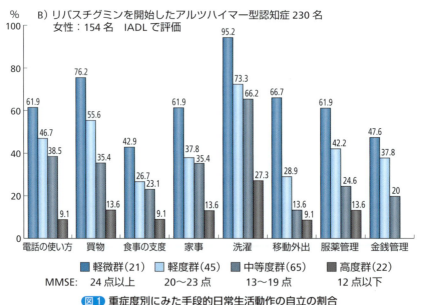

図1 重症度別にみた手段的日常生活動作の自立の割合

　　には5種類あるいは6種類以上を服薬している場合にそのようによぶ
　ようです．厚生労働省が公表している「2017年社会医療診療行為別統

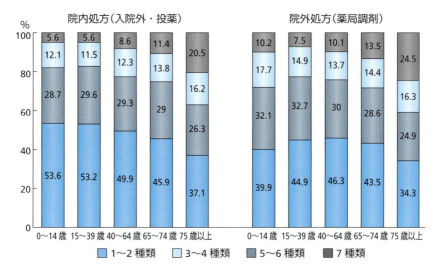

図2 院内処方・院外処方別にみた年齢階級・薬剤種類別数階級別の件数の構成割合
（2017年6月審査分）
2017年社会医療診療行為別統計の概況-2. 薬剤の使用状況（2019年5月1日閲覧）
から著者が改変作成

計の概況-2. 薬剤の使用状況」（2019年5月1日閲覧）をみますと，75歳以上では院内処方で20.5％，院外処方で24.5％が7種類以上の薬剤を処方されていることがわかります **図2**．高齢者では多くの併存疾患をもつことから処方される薬剤が多くなるのは避けられないかとは思いますが，それでも75歳以上の高齢者4, 5名にひとりは7種類以上の薬剤を服薬していることになります．認知症患者に限定した統計はないようですが高齢認知症患者でも同様の傾向があると推測されます．

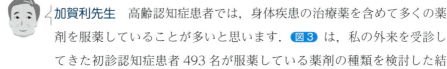　**加賀利先生**　高齢認知症患者では，身体疾患の治療薬を含めて多くの薬剤を服薬していることが多いと思います．**図3**は，私の外来を受診してきた初診認知症患者493名が服薬している薬剤の種類を検討した結果です．6種類以上の服薬をポリファーマシーと規定すると約2割の患者がこれに該当しています．10種類以上服薬している患者も23名います．このように大量の薬剤が本当に必要なのか，服薬管理をどう進めていけばよいのかなど多くの課題があげられます．「クスリはリスクで

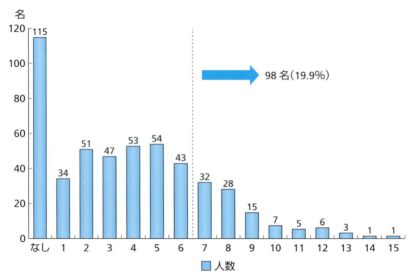

図3 初診認知症患者における服薬の検討 (八千代病院 愛知県認知症疾患医療センター n=493)

ある」との視点から考えますと高齢者の薬物療法に関して根本的なパラダイムシフトが必要ではないでしょうか.

認知症患者の服薬管理をいかに担保するかと同時にポリファーマシーをどう改善していくかが認知症診療では大きな問題であろうと思います.

ポリファーマシーをどう減らしていくのかは重要な問題だと思いますが本書の目的とやや離れてしまいますので現状の把握に留めることにし,ついで認知症患者の服薬管理の問題に移っていきたいと思います.

私は,認知症と診断された患者に関して認知症が軽い段階から家族あるいは周囲の人々が服薬管理になんらかの関わりをもつべきであると考えています. 表1 に服薬管理の原則を示しました.認知機能障害が軽微,軽度の段階でも患者ひとりに服薬を任せず家族や周囲の人々が服薬開始の声かけや服薬したかどうかの確認を行うべきといえます.この段階では患者に薬袋管理を任せられることが多いのですが,過去に薬袋の紛失歴がある場合には家族が薬袋自体を管理したほうがよいでしょう.中等度に進展してきた段階では,アルツハイマー型認知症では記憶障害も相

表1 認知症患者の服薬管理の原則

- **軽微，軽度の段階**
  患者ひとりに管理を任せず家族あるいは周囲の人々が声かけや服薬したかどうかの確認を行う．理想的には薬剤を家族らが預かるほうがよい．
- **中等度の段階**
  家族が薬袋を含めた管理を必ず行う．患者の前に薬をセットする．
- **高度の段階**
  家族や周囲の人々がヒートシールや一包化された袋から薬を取り出し患者に手渡し患者が確実に服薬，嚥下をしたことを必ず確認する．

当進んでいることから飲み忘れや過剰服薬の危険性が高まります．薬袋を家族が管理し，服薬の度に患者の前に薬をセットし服薬を確認します．高度に進展した場合には，ヒートシールや一包化された袋から家族が薬を取り出し患者が薬を口の中に入れ嚥下をし終わるまでの見守りが必要になります．この段階でしばしばみられる失敗は，患者に薬を渡した後その場から家族が去ってしまった結果，患者が薬を飲み忘れる，あるいは捨ててしまうことです．図4 は私が15年ほど前に経験した事例ですが，家族がヒートシールのまま患者に薬を渡したところ患者がヒートシールごと服薬してしまったのです．患者に外来を受診してもらい胃カメラで食道入口部に挟まっていた薬を除去してもらいました．私はこの事例を経験したことで認知症患者における服薬管理の重要性を認識するようになりました．

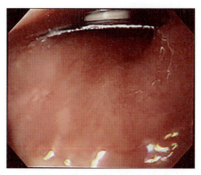

図4 食道入口部に挟まった薬

独居患者の服薬管理をどう進めるか

一番問題となるのは独居患者の服薬をどう進めていくかではないかと思います．加賀利先生，独居患者の服薬をどう確保すればよいのでしょうか．

認知症診療で独居患者の服薬管理は重要な問題であり臨床医を悩ませることが多いと思います．表2 に独居患者における服薬の進めかたを示しました．以下に箇条書きにして解説を加えていきます．

① 本人が主体となって服薬をするのか周囲の援助によって服薬をするのかは別にして服薬回数が1回で済む薬剤を選択すべきです．さらにそれらを一包化するのが理想的といえます．1日2回あるいは3回の服薬では飲み忘れや服薬介助の負担が大きくなります．一包化にはやや費用がかかるので家族にその点を説明しておくことも必要になります．

② 同居していない家族が定期的に患者宅を訪問できるならば可能な限り訪問をして服薬介助を行います．しかしながら家族が遠方に居住

表2 独居患者に対する服薬のすすめかた

- 服薬回数を1日1回に限定し一包化して確実に服薬できるようにする．
- 可能ならば同居していない家族が患者宅を訪問し服薬介助を行う．そのためには1日1回の服薬が原則．
- 訪問看護や訪問ヘルパーなどを利用して服薬介助を行う．そのためにも1日1回の服薬が原則．
- デイサービスなど介護施設での服薬介助を依頼する．
- お薬カレンダーなどを利用する．
- 同居していない家族が服薬時刻に電話を入れて服薬を促す．服薬を確認する．
- 訪問服薬指導などの制度を利用する．服薬支援ロボット．
- 毎日服薬ができなくても仕方ないとの気持ちをもつことも必要かも（週4日，5日でも服薬できればよしとの思い）．

第 1 章 ● 服薬管理の問題

している場合にはこの対策の実行は不可能です.

③ 訪問看護や訪問ヘルパーを利用して服薬介助を行います. そのためにも 1 日 1 回の服薬が原則となります. 1 日 3 回訪問看護や訪問ヘルパーが介入することは困難なことが多いからです.

④ デイサービスなどで介護施設を利用している場合にはその施設のスタッフに服薬介助を依頼するのも選択肢となります. デイサービスの利用回数が多いほど確実に服薬できる日数も増えることになります.

⑤ カレンダーに薬を貼り付けるなどの工夫もよいかと思います. しかし, この方法の欠点は患者に日にちの把握が正しくできないと誤って過剰服薬をする危険性があることです. たとえば, カレンダーに貼ってある薬を飲んだとします. 1 時間後にそのカレンダーをみたときに今日の日にちを翌日のそれと認識し, さらにそこに薬が貼ってあることから翌日分の服薬をしてしまうかもしれません. 時に対する見当識障害が進んだ段階の患者では, この方法での服薬は困難となります. さらに毎日一度はカレンダーをみないと服薬行動に結びつかない点も気がかりです.

⑥ 服薬時刻に家族らが電話を入れて服薬を促す, 服薬を確認することもよいかも知れません. しかし, 電話口であるいは直後に服薬をしてくれればよいのですが, 患者が電話を受けたことを忘れてしまい服薬行動を行わない可能性も排除できません.

⑦ 訪問服薬指導という制度を利用するのが最もよいように思います. これは, 主治医の指示によって薬剤師が自宅に訪問して在宅患者の訪問薬剤管理と指導を行うものです. 薬剤師が薬を患者宅に配達し残薬などを調べて服薬状況を把握, 適切に服薬できるように工夫や指導をしてくれます. さらに服薬状況などに関して薬剤師から医師に報告することが義務付けられています.

⑧ 服薬支援ロボットを利用するのもよいでしょう. これは, 決まった時間に服薬を指示する音声が流れ, そのときの薬しか取り出せない

ように設定されている機械ですので独居患者の服薬忘れの軽減に繋がりますし，過剰服薬という事態を惹起することがないので利用してみるとよいかもしれません．訪問服薬指導を実施している調剤薬局などで貸し出しをしているようです．

医師は毎日服薬しなければならないとどうしても考えがちですが，独居患者を含めた認知症診療では毎日の服薬が難しいことも考慮すべきです．たとえば週に5回服薬できるだけでもよしとの気持ちをもつこともまた必要なのではありませんか．

実臨床では，すでに服薬したのに薬を飲んでいない，あるいは薬を飲んでいないのにすでに服薬したと言い張る認知症患者がみられます．どう対応したらよいのでしょうか．

いずれも記憶障害を背景にした病態といえますが対応に困ることが多いと思います．すでに服薬したのに薬を飲んでいないと患者が述べるとき，「もうすでに朝食後に服薬していますよ」と伝え患者が納得するならばそれでよいのですが納得しない場合には何らかの対策を考えることになります．まず，胃薬やビタミン薬ならば多少多めに服薬しても支障がないことから，それを必要時に患者に渡す方法が考えられます．一方，薬を飲んでいないのに服薬したと言い張る場合，記憶障害に由来するだけでなく，その薬を飲みたくない心理も働いている可能性があります．絶対に服薬しなければならない薬剤はあまりないことから，そのときには1回服薬をスキップする選択をします．飲んだ，飲まないの言い争いを続けることは，その後に患者の易怒性やより強い拒否を生み出しかねないので避けるようにしたいものです．

認知症患者にみられる拒薬とその対策

実臨床では，認知症患者の拒薬も大きな問題かと思いますが，なぜ拒薬を起こすのでしょうか．

認知症と診断した初診患者で抗認知症薬や向精神薬などを開始しようとしたときにそれを拒否する場合を観察しますと，患者自身が認知症と認めない，あるいは現在の状況の認識ができないことから服薬の必要性を感じていないことが多いようです．拒薬とはやや意味合いが異なりますが，高血圧や糖尿病などの既往があり通院治療をしていたのですが自己判断で勝手に通院をやめてしまった患者を初診の際にときどきみかけます．その理由を尋ねると，「自分はそんな病気にかかったことはない」「糖尿病はもう治ったから通院していない」などと答えることが多いのです．前者は記憶障害が進んだ結果，自分の既往歴を忘れてしまった状態，後者は病気を理解できない病識の欠如に由来するものと思います．拒薬の患者を観察しているともうひとつの特徴があるように感じます．それは，服薬に関するだけでなく日常生活全てにわたって家族や周囲の人々の意見や勧めを受けいれない状態を示すことが多いことです．人格あるいは感情などが先鋭化し周囲の意見を頑なに拒絶する患者です．服薬に限らず今後の認知症介護での難渋さを予測させる患者といえるでしょう．

拒薬を示す患者に対して考えられる対策を教えてください．

表3 に服薬を嫌がる患者，拒薬の患者に対する考えられる対策を示しました．以下で箇条書きにして解説を進めていきます．
① 最も重要なことは，診療をした医師が患者に服薬の必要性をわかりやすく丁寧に説明し患者に理解してもらうことです．なぜこの薬が患者にとって必要なのかを理解してもらうことができれば服薬をしてくれる可能性があるからです．医師の言うことならば受け入れて

表3 服薬を嫌がる，拒薬の患者への対策

- 医師が服薬の必要性を丁寧に患者に説明し理解してもらうよう努める．医師の言うことならば受け入れてくれることがある．通院ごとに服薬しているか否かを確認する．
- 家族以外の者（利用している施設スタッフや訪問看護師）が服薬に関わる．外面のよい患者では受け入れてくれることが多い．
- 食べ物や飲み物に混ぜて服薬させる．倫理的な問題は残るが．
- 飲みやすい剤形に変更する．例えば，ゼリー製剤ならば食事感覚で服薬できる．
- 貼付薬や坐薬などに変更する．
- 薬がたくさんだから飲みたくないという場合にはどうしても必要な薬に絞り服薬してもらう．
- 薬の副作用があることで嫌がっている可能性を考える．
- 最終的には患者の気持ちが服薬に向かうまで待機する．服薬なしで見守りをするしかない．

くれる患者も少なくありません．服薬当初は嫌がっていた患者もしばらくすると服薬が習慣化してくることで問題なく継続服薬が可能になるようです．

② 家族の言うことは受け入れないのですが家族以外の者，たとえばケアマネジャーや訪問看護師の勧めならば服薬をしてくれる患者がいます．この方法は外面がよいタイプの認知症では成功する確率が高いようです．同じ家族でも息子の言うことは聞かないが孫娘の言うことならば受け入れる患者もみられます．

③ 食べ物や飲み物に混ぜて服薬させている家族がみられます．本人の同意なく騙して服薬させることになるので倫理的な問題は残りますが実際には時折行われているようです．

④ 飲みやすい剤形に変更する．たとえば嚥下障害が進んだ結果，錠剤などを嚥下しにくいことから服薬を嫌がる患者がみられます．ゼリー製剤などに変更すると食事感覚で服薬をできるかもしれません．

⑤ 経口薬から貼付薬や坐薬に変更することも選択肢になります．

第 1 章 ● 服薬管理の問題

⑥ 経口薬がたくさんあることから拒薬傾向になる患者がみられます．飲むべき薬に優先順位をつけてどうしても必要な薬だけに絞って服薬するのがよいかもしれません．

⑦ 現在飲んでいる薬の副作用を自覚することで服薬継続を嫌がっている可能性が考えられます．たとえば，抗パーキンソン病薬ではしばしば悪心や胃部不快，食欲不振などの消化器系副作用が出現します．患者が副作用との認識に欠けることで外観上理由なく服薬を嫌がっているように受け止められてしまう場合も考えられます．薬の副作用かもしれないとの考えを常にもちながら患者の診療を進めたいものです．

⑧ 薬を無理やり患者に飲ませることはできません．上述の対策を講じても服薬を拒否する患者では，最終的に患者の気持ちが服薬に向かうまで待機する，服薬なしで見守るしか方法はないようです．

JCOPY 498-22916

11

第2章

認知症由来の身体症状の治療

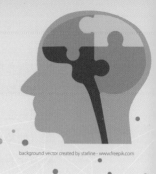

A 固執症状

中館先生 認知症診療を進めるなかで認知症に由来する身体症状があるかと思います．海老出先生，ご紹介頂けますか．

海老手先生 私がまず頭に浮かぶのは認知症患者の一部に同じ症状あるいは訴えを反復し執拗に訴える患者がみられることです．表1 はその実例を示したものです．初診時に原因を同定することができない身体症

表1 認知症患者にみられる固執症状

性別	年齢	固執症状の内容	病名	MMSE	ADAS-J cog.	HDS-R	NPI
男	89	排便・浣腸に固執	AD	13	25	13	27
女	83	頭痛	AD	18	13	18	26
女	79	体のあちこちが痛い	DLB	27	10	28	12
男	81	めまい	AD	21	11	20	1
女	84	体のあちこちがひどく痛い	DLB	14	31	11	21
男	85	通信販売に執着	AD	17	14	16	3
女	80	体がしんどい	AD	20	11	22	2
男	89	排尿 足痛	AD	20	15	16	2
女	83	下肢痛	AD	18	13	17	0
男	80	めまい ふらつき	AD	21	9	21	3
女	60	体のあちこちが心配	AD	18	18	16	30
女	79	腹痛	AD	16	17	19	不明
男	79	排便	AD	24	13	17	6
女	81	頭痛	AD	13	32	12	19

AD: アルツハイマー型認知症，DLB: レビー小体型認知症

状の訴えがあり，それが以降半年以上にわたって継続していたものあるいは通院経過中に同様の症状が出現し半年以上継続して訴えている場合を固執症状と定義し示したものです．訴えられる症状は，頭痛や排便困難（便秘），下肢痛，体のあちこちが痛いなどのようにいわゆる身体に関連する病態のことが多いように感じています．患者に「身体的な検査をしても異常がないから大丈夫ですよ」と伝えるのですが，診察のたびに同様の訴えを繰り返すのです．認知症患者の診療に慣れていない医師は，患者の訴えを聴取するたびに身体疾患の検索，検査を繰り返し行う傾向にあるようです．さらに症状軽減のために薬物療法を開始するのですが，なかなか症状の軽減を図ることができず頻繁に薬を変更したり増量したりするのですが効果を期待できないのです．夜間に同様の症状を訴え救急外来受診を繰り返す患者もときにみられます．

これらの患者を観察していると，過去に一度はその訴えの症状あるいは状態が確かにあったのだと思われますが，それが軽減，消失しても心理的にその症状が残存あるいは持続し記憶痕跡となって頭に残ってしまい，事あるごとにその記憶が浮かび上がり訴えを繰り返すのではないかと推測しているのですがどうでしょうか．

加賀利先生 このような固執症状は認知症のなかでアルツハイマー型認知症患者に時折みられるものといえます．アルツハイマー型認知症は，もの忘れ，つまり記憶障害が主体の疾患であり多くの事柄を忘れてしまのですが，自分にとって感情を伴った出来事のなかで，ある事柄だけが強く印象付けられてしまうようです．固執症状もそのような心理機制が働いているのかもしれません．

認知症患者にみられる固執症状に対してベンゾジアゼピン系抗不安薬などの向精神薬の使用は勧められません．なぜならばこの症状の背景には不安よりもむしろ記憶障害が存在しているからです．患者の訴えを傾聴し，大丈夫ですよ，心配いりませんよ，との支持療法が求められるのです．

B 反復行動

同じ行動を何回も繰り返す反復行動もアルツハイマー型認知症患者にしばしばみられる印象を受けるのですが海老手先生，この行動障害についてどのように考えていますか．

たとえば，タンスの中のものを出したりしまったりする行動を何時間も行う患者がみられます．また，通帳を何回も開いてみている患者も観察されます．このように同じ行動を何回も何十回も繰り返す認知症患者は少なくありません．　表2 は，アルツハイマー型認知症にみられる行動障害を behavioral pathology in Alzheimer's disease (Behave-AD)[1] というバッテリーで調査した結果を示したものです．小銭を何回も数える，衣服を着たり脱いだりする行動を何回もあるいは何時間も繰り返す無目的な行動は，軽度アルツハイマー型認知症の4割にみられています．これらが全て反復行動とはいえませんが，かなりの頻度でこのような繰り返し行動は観察されるようです．同じことを何回も聞いてくる，ある

表2 軽度アルツハイマー型認知症117名にみられる日常生活上の行動の変化

● 間近な出来事や予定に関する不安	44.4%
● 無目的な行動	39.3%
● 不適切な行動	31.6%
● 暴言	27.4%
● 抑うつ	26.5%
● 悲哀	26.5%
● その他の猜疑心，妄想	25.6%
● 人が物を盗んでいる（もの盗られ妄想）	22.2%
● 不穏	19.7%
● 昼間・夜間の睡眠障害	17.3%

(川畑信也．「もの忘れ外来」レポート　認知症疾患の診断と治療の実際　すべての臨床医のための実践的アドバイス．ワールドプランニング, 2005, 表6を引用, 一部改変)

いは何回も言う現象も同様の反復行動といえるかと思います．

なぜ，このような繰り返し行動あるいは言動がみられるのでしょうか．

反復する行動や言動によってその主たる原因は異なるのではないでしょうか．記憶障害や見当識障害，注意障害，不安症状など多くの要因があるように感じています．たとえば，同じことを何回も言うあるいは聞いてくるのは記憶障害由来の場合が多いと思いますが，背景に不安症状があってその事柄を確認したい気持ちもあるのだろうと推測されます．財布の中身を何回も確認するのは，お金が入っているのか否かあるいはお金を盗られていないかどうかを心配し確認しているのかもしれません．

反復行動の多くは，おそらく認知症患者にしばしばみられる注意障害によるものではないかと推測されます．つまり注意を他に向け直す，転導することができなくなることが反復行動あるいは言動を惹起しているのではないでしょうか．認知心理学の領域では注意能力は4つに大別されています 表3 ．①焦点的注意（特定・一定の事柄に注意を集中する），②持続的注意（1つの状態を持続する），③選択的注意（興味を選択し，そこに注意を向ける），④分割的注意（2つ以上の事柄に注意を分散する）です．具体的な例として車を運転する場合を想定してみましょう．車の

> **表3** 注意の分類
>
> - 焦点的注意（特定・一定の事柄に注意を集中する）
>   例：ゲームや読書に集中する
> - 持続的注意（1つの状態を持続する）
>   例：何時間でも編み物をする，高速道路を何時間でも運転できる．
> - 選択的注意（興味を選択し，そこに注意を向ける）
>   例：大勢がいるなかで相手との会話だけに集中できる，他の人間の話し声を抑制，無視できる
> - 分割的注意（2つ以上の事柄に注意を分散する）
>   例：信号や前方の車，側方の状況などに注意を向けながら運転をする

ハンドル操作あるいは運転自体に注意を集中させるのが焦点的注意，高速道路を何時間でも運転できるのは持続的注意が大きな役割をはたしています．選択的注意は車内のラジオの音や後部座席で騒いでいる子ども達の声を抑制あるいは意識に上らせず運転という技能を選択させる能力，分割的注意は信号や前方の車，側方の状況などいくつかの要素に注意を向けながら運転をする能力です．認知症患者では，早い段階から選択的注意と分割的注意に支障が出てきますが焦点的注意と持続的注意はかなり進んでも保たれるとされています．認知症患者にみられる反復症状もこの焦点的注意と持続的注意が保持されそれが過剰に発現した状態かもしれませんね．たとえば，タンスの中身を出したり入れ戻したりする行動を考えてみましょう．なにかのきっかけでタンスの中身を出そうとしたのですがそれが求めるものではないことからまた元に戻そうとする，いやまた最初に手にしたものが必要，その思考が堂々巡りをしながら中身を取り出すことに注意が焦点化しさらにそれを他のことに転導できず注意がその事柄に集中し持続することでタンスの中身を出したり入れたりする行動に繋がっているのかもしれません．

認知症患者で1日のなかで何回もあるいは何十回もトイレに行く患者がみられます．とくに夜間にトイレ行動が頻繁になると介護家族の睡眠障害の原因にもなるかと思います．これも反復行動といえるのでしょうか．

自宅で頻繁にトイレに行くので困っている，とくに夜間の頻繁なトイレ行動の要因を考えますと，まず認知症でみられる反復症状（反復行為）が想定され，さらに器質的疾患としては過活動膀胱や前立腺肥大症などの泌尿器科的疾患や薬剤などによるアカシジア（着座困難）などの可能性も考えないといけないと思います．泌尿器科的疾患に関しては第3章の排尿障害（尿失禁・頻尿）にて解説しています．

反復行動や無目的な行動を繰り返す患者に対して，どのような対策あるいは家族への介護指導を行ったらよいのでしょうか．

反復行動や無目的な行動の多くは周囲に迷惑をかけることが少ない病態といえます．ほとんどは見守りをするだけでよいと思います．問題はそれらを目撃する家族の理解度あるいは受容度ではないでしょうか．家族にとってはなんでこんな行動を繰り返すのだろうか，このような意味のない行動を何回も行うので嫌になってくるなどの受け止め方をしている場合があります．家族には認知症，とくにアルツハイマー型認知症に進展すると記憶障害や注意障害などが原因となってこのような行動障害を呈してくる患者がみられること，これらの行動障害による周囲への実害はほとんどないこと，身体的な危険がなければ患者の好きなようにさせること，周囲は見守りをするだけでよいことなどを伝え指導するようにします．

C てんかん・けいれん発作

ガイドラインからみた治療の考えかた

認知症とてんかんとの関連性あるいは認知症の鑑別疾患としてのてんかんの重要性などが最近しばしば言われていますが，本書は治療を主眼とするものですので，ここでは認知症患者にみられるてんかんあるいはけいれん発作の治療に限定した議論を行っていきたいと思います．

てんかん診療ガイドライン2018を通覧しても認知症患者にみられるてんかんの治療に関して別途記載している部分はありませんので，通常の成人あるいは高齢者てんかんと同様の治療でよいのだろうと思います．

その第 3 章 成人てんかんの薬物療法[2]の記述から高齢認知症患者にみられるてんかん治療に援用できる部分を抜粋してみます．

① 高齢者では初回発作後の再発率が高いので初回発作後からの治療を考慮する（著者註：認知症患者の場合，すでにその診断が下された後のフォロー中にてんかんを生じることが多いことからてんかん発作が生じた時点で抗てんかん薬の処方を開始することになります）．

② 全般性強直間代発作には，バルプロ酸が第一選択薬として推奨される．第二選択薬としてラモトリギン，レベチラセタム，トピラマートなどの抗てんかん薬が推奨される（著者註：バルプロ酸は妊娠可能年齢の女性には催奇形性などから避けたほうがよいとされていますが高齢女性認知症患者では妊娠をする可能性は限りなく低いことからバルプロ酸の使用に問題はないと思われます）．

③ 高齢発症てんかんで全般発作には，ラモトリギン，バルプロ酸，レベチラセタム，トピラマートが推奨される（著者註：②とほぼ同内容となっていますが高齢者ではバルプロ酸と他の薬剤は同列の位置付けになっているようです）．

以上を考慮しますと，高齢認知症患者の全般性強直間代発作には，従来薬のバルプロ酸（デパケン®，バレリン®，セレニカ®など）あるいは新規抗てんかん薬のレベチラセタム（イーケプラ®），トピラマート（トピナ®），ラモトリギン（ラミクタール®）のいずれかの選択になるかと思います．

認知症疾患診療ガイドライン 2017 では，てんかんはどのように扱われているのでしょうか．

CQ 3C-2 認知症者のけいれんを含めたてんかんの対応はどのように行うか[3]，では推奨としてバルプロ酸を除く従来の抗てんかん薬は認知機能障害を悪化させる有害事象の報告がみられ高齢認知症患者への使用に

注意が必要，新規抗てんかん薬は服薬方法などの工夫を行えば比較的忍容性が高く有効である，と述べています．解説・エビデンスから治療に関する事柄を抜粋して述べてみます．

① バルプロ酸は，認知機能への影響が少なく高齢者のてんかんに有効である．
② ラモトリギン，レベチラセタム，ガバペンチン，トピラマートは高齢者のてんかんに有効であり有害事象が少ない．
③ ラモトリギン，レベチラセタムは，軽度認知障害や早期アルツハイマー型認知症でみられるてんかんに有効との報告があり単剤使用が可能である．
④ ラモトリギンとガバペンチンは，認知症高齢者のてんかんの第一選択薬として推奨している報告がみられる．
⑤ レベチラセタムは，脳血管障害に伴うてんかんに有効性と安全性が示されている．

総じて，てんかん診療ガイドライン 2018 と類似した薬剤を推奨しているようです．

実臨床からみた薬剤選択の考えかた

では，実臨床ではどの薬剤を選択したらよいのでしょうか．

多くの抗てんかん薬の確実な作用機序は依然として不明であり，その作用は用量によって異なる可能性が指摘されています．アルツハイマー型認知症と関連するけいれん発作に関する無作為化臨床試験は存在しないので，認知症の有無にかかわらず高齢者における抗てんかん薬のデータから薬剤選択をせざるを得ないのが実情です[4]．文献からみた認知症（ほとんどの文献はアルツハイマー型認知症を対象としています）に伴うてんかんあるいはけいれん発作に対する抗てんかん薬の効果について以下

にまとめてみます.

① Belcastro ら[5] は，進行期アルツハイマー型認知症 25 名を対象にレベチラセタム 1,000 ～ 1,500 mg を用いたオープン観察試験を行い，16％の脱落があったものの 72％で 1 年以上にわたりけいれん発作がなかったと報告しています.

② Cumbo ら[6] は，95 名の患者にラモトリギン（1 日量 25 ～ 100 mg）とレベチラセタム（1 日量 500 ～ 2,000 mg），フェノバルビタール（1 日量 50 ～ 100 mg）を割り付けした case-control 試験で 3 剤の発作抑制効果に差がなかったと報告しています.

③ トピラマートは，喚語困難や注意力スパンを減少させるなど認知機能に対して好ましくない効果があるのでアルツハイマー型認知症に使用することはやや不向きかもしれません[4].

④ 3 編の無作為化二重盲検プラセボ対照臨床試験の解析[7] からラコサミドは認知機能に対して悪影響は及ぼさないようです. 抗てんかん薬の認知機能に対する作用を評価するために作成された EpiTrack® を用いてラコサミドとラモトリギン，トピラマートの認知機能への影響を検討した報告[8] では，ラコサミドとラモトリギンでは差はありませんでしたがトピラマートはこれら 2 剤に比して認知機能の低下をもたらすと述べています. アルツハイマー型認知症に伴うてんかんにラコサミドを使用し検討した報告はないようです.

⑤ ペランパネルに関しては，症例レベルでの報告はあるのですが認知症との関連でのまとまった報告はないようです.

⑥ レベチラセタムの少量投与（1 日 125 mg 2 回）が軽度認知障害 MCI における海馬由来の記憶を改善する報告[9] がみられます.

⑦ Cochrane Library では，アルツハイマー型認知症でみられるてんかん治療に対してレベチラセタムとラモトリギン，フェノバルビタール間で有効性を検証する十分なエビデンスは得られない[10] と述べています. レベチラセタムは認知機能を改善する効果があり，ラモトリギン，フェノバルビタールは逆に悪化させる可能性がありそ

うです．この結論が導き出された参考論文は Cumbo ら[6] のものです．

これらの報告などを参考にしますと現時点での見解として，アルツハイマー型認知症に伴うてんかんあるいはけいれん発作の治療薬として新規抗てんかん薬は1日2回の服薬が必要ですが，レベチラセタムが最も適した薬剤ではないかと私は考えています．レベチラセタムは，腎機能障害を伴う患者にはクレアチニンクリアランス値を参考にして用量や投与間隔を調整するよう明記されています．高齢認知症患者では腎機能の低下をもつことも少なくないので用法・用量に関連する使用上の注意を熟読してから処方を行うようにしたいものです．また1日1回の服薬が可能なラモトリギンも認知症患者に伴うてんかん・けいれん発作に対して選択肢としてあげられると思います．ラコサミドとペランパネルは，認知症患者のてんかん発作に期待できる薬剤だと思うのですが今の時点では認知症に伴うてんかん・けいれん発作に対するまとまったデータがなく今後の検討が必要かと思います．

表4 に認知症診療で処方されると思われる主な抗てんかん薬の特徴と認知症患者への使用についてまとめてみました．原則は，他の身体合併症の薬物療法と同様に1日1回の薬剤を選択できればベストなのですが，抗てんかん薬は1日2回の服薬が必要なものが多いのです．確実なことはいえませんが，1日2回の服薬を担保できるならば新規抗てんかん薬ではレベチラセタムが最も適しているように感じます．実臨床で私は，アルツハイマー型認知症が進んだ結果として生じたけいれん発作にはバルプロ酸を優先して使用しています．バルプロ酸は徐放錠があるので1日1回で済むことも利点のひとつです．バルプロ酸は，催奇形性の可能性や自閉症の発症率を高めるなどの報告があり妊娠可能な女性に使いにくい薬剤ですが，認知症診療で使用する際には対象が高齢女性患者であり妊娠の可能性が極めて低いことから大きな問題にはならな

第2章 ● 認知症由来の身体症状の治療

表4 認知症診療で使用される主な抗てんかん薬

	バルプロ酸	レベチラセタム	ラモトリギン	トピラマート	ラコサミド	ペランパネル
商品名	デパケン®, バレリン® など	イーケプラ®	ラミクタール®	トピナ®	ビムパット®	フィコンパ®
維持量	ー	ー	単剤: 100 〜200mg	200〜 400mg	200mg	8〜12mg
1日最大量		3,000 mg を超えない	単剤: 400mg	600mg	400mg	12mg
1日の服薬回数	ー	2回	単剤1〜2回 併用では2回	2回	2回	1回
注意すべき副作用	催奇形性	高度認知症では激越の発現	皮膚症状 血液異常	傾眠 体重減少 腎・尿路結石	傾眠 めまい 複視	非高齢者に比して転倒リスク高い
高齢者への投与	用量に注意し慎重投与	腎機能障害により投与量が異なる	慎重に投与	腎臓排泄なので慎重投与	慎重投与	注意して投与
高齢者で注意したい副作用	傾眠			傾眠, 体重減少		転倒
認知症に伴うけいれん		少量で有効との報告あり	心血管病変をもつMCIに有効報告	認知機能に対して好ましくない？	報告はない	症例単位の報告しかない

（各薬剤の医薬品インタビューフォーム，文献報告から著者作成）

いと思います．バルプロ酸の添付文書では，各種てんかん（小発作・焦点発作・精神運動発作ならびに混合発作）およびてんかんに伴う性格行動障害（不機嫌・易怒性など）の治療と躁病および躁うつ病の躁状態の治療では通常1日量バルプロ酸ナトリウムとして400〜1,200 mg を1日2〜3回に分けて経口投与する．ただし，年齢・症状に応じ適宜増減する，と記載されています．徐放錠は1日1〜2回の服薬となっていますので認知症診療では徐放錠の1日1回の使用がよいかと思います．バルプロ酸を使用してきた経験からですが，高齢者では傾眠とふらつきがしばしば出現し服薬継続を困難にするようです．私は，バルプロ酸を夕食後あるいは就寝前に1回の服薬から開始しますが，傾眠のため翌日朝起きられず昼まで寝てしまう患者がみられます．またふらつきもあ

23

るので家族から服薬継続ができませんと言われることもよくあります．バルプロ酸の添付文書では，「通常1日量バルプロ酸ナトリウムとして400〜1,200 mgを1日2〜3回に分けて経口投与する」となっていますが，認知症診療では1日200 mgから300 mgを分1から2回の服薬から開始するのがよいようです．服薬当初に眠気，傾眠が出現する可能性を家族に説明し服薬後に不都合と思われる状態が出現したときには直ちに服薬を止めるよう伝えております．

ペランパネル（フィコンパ®）は，1日1回の服薬で済むので認知症患者には適した薬剤だと思いますが，認知症患者に使用した検討が症例報告以外にみられないことから現時点では認知症患者にみられるてんかん・けいれん発作への処方に関しては確定的なことがいえないのが現状です．

カルバマゼピンをどう使用するか

認知症診療におけるカルバマゼピン（テグレトール®）の位置付けはどうなのでしょうか．

てんかん診療ガイドライン2018を通覧しますと，カルバマゼピンは，全般てんかん発作で避けるべき抗てんかん薬として記載されています．また，高齢発症てんかんの中で合併症・併存症のない部分発作にカルバマゼピンが推奨されています．

私は，カルバマゼピンを抗てんかん薬としてよりも感情安定薬として認知症患者にしばしば使用しています．つまり患者が示す易怒性や興奮，暴言などの感情障害の軽減を目的に処方することが多いのです．
実際に処方手順を以下に述べていきます．添付文書では「カルバマゼピンとして通常，成人には最初1日量200〜400 mgを1〜2回に分割経口投与し，至適効果が得られるまで（通常1日600 mg）徐々に増量

する」となっていますが，認知症診療ではさらに少量から開始をするほうがよいでしょう．具体的には 1 回 50 mg から 100 mg を 1 日 1 回夕食後あるいは就寝前の服薬から開始します．症状の推移をみながら 50 mg ずつ増量し 1 日最大量を 200 mg から 300 mg 前後とします．カルバマゼピンが効果を期待できる患者では，100 mg 前後でなんらかの症状の改善，たとえば，易怒性がやや軽減するなどの効果を観察できることが多いようです．副作用として眠気やふらつき，めまい，易疲労感などが出現しやすいので要注意です．そのためには日中の服薬を避け夕食後あるいは就寝前の服薬を厳守するよう家族に伝えるようにしています．重篤な副作用として血液異常（再生不良性貧血，汎血球減少，白血球減少，無顆粒球症，血小板減少など）と皮膚症状（中毒性表皮壊死融解症，皮膚粘膜眼症候群 Stevens-Johnson 症候群，急性汎発性発疹性膿疱症，剥脱性皮膚炎）があげられており特に注意が必要と思われます．前者では，定期的な血液検査を施行するようにしたい．後者に関しては，家族にいかなる状態にも関わらず皮膚に異変がみられたらすぐに服薬を中止するよう厳命しておくことが重要です．

【文献】

1) Reisberg B, Borenstein J, Salob SP, et al. Behavioral symptoms in Alzheimer's disease: phenomenology and treatment. J Clin Psychiatry. 1987; 48: 9-15.

2) 日本神経学会 監，てんかん診療ガイドライン作成委員会，編．第 3 章 成人てんかんの薬物療法．In: てんかん診療ガイドライン 2018．東京: 医学書院; 2018. p.25-38.

3) 日本神経学会 監，認知症疾患診療ガイドライン作成委員会，編．CQ3C-2 認知症者のけいれんを含めたてんかんの対応はどのように行うか．In: 認知症疾患診療ガイドライン 2017．東京: 医学書院; 2017. p.94-6.

4) Vossel KA, Tartaglia M, Nygaard HB, et al. Epileptic activity in Alzheimer's disease: causes and clinical relevance. Lancet Neurol. 2017; 16: 311-22.

5) Belcastro V, Costa C, Galletti F, et al. Levetiracetam monotherapy in Alzheimer patients with late-onset seizures: a prospective observational study. Eur J Neurol. 2007; 14: 1176-8.

6) Cumbo E, Ligori LD. Levetiracetam, lamotrigine, and phenobarbital in patients with epileptic seizures and Alzheimer's disease. Epilepsy Behav. 2010; 17: 461-6.

7) Biton V, Gil-Nagel A, Isojarvi J, et al. Safety and tolerability of lacosamide as

adjunctive therapy for adults with partial-onset seizures: Analysis of data pooled from three randomized, double-blind, placebo-controlled clinical trials. Epilepsy Behav. 2015; 52: 119-27.

8) Helmstaedter C, Witt JA. The longer-term cognitive effects of adjunctive antiepileptic treatment with lacosamide in comparison with lamotrigine and topiramate in a naturalistic outpatient setting. Epilepsy Behav. 2013; 26: 182-7.

9) Bakker A, Albert MS, Krauss G, et al. Response of the medial temporal lobe network in amnestic mild cognitive impairment to therapeutic intervention assessed by fMRI and memory task performance. Neuroimage Clin. 2015; 7: 688-98.

10) Liu J, Wang LN, Wu LY, et al. Treatment of epilepsy for people with Alzheimer's disease. Cochrane Database Syst Rev. 2018;12: CD011922.

【参考書籍】

川畑信也. 事例から考える認知症の BPSD への対応　非薬物療法・薬物療法の実際. 東京: 中外医学社; 2018.

第3章

認知症に伴う生活習慣病，身体合併症の治療

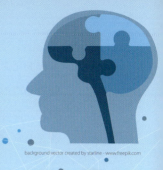

認知症に伴う生活習慣病の実態

中館先生 認知症患者，とくに高齢認知症患者では身体合併症を伴っている場合が多いと思いますが，海老手先生，どのような身体合併症を伴っているのでしょうか．

海老手先生 図1 は，もの忘れ外来を受診し認知症と診断された580名の既往歴を調査した結果を示したものです．高血圧をもつ患者が48.6％と半数近くを占めており，以下，脂質異常症，糖尿病の順となっています．つまり，非認知症と同様に認知症でも3大生活習慣病が最

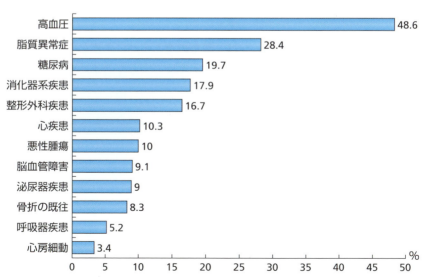

図1 認知症580名における主な既往歴（八千代病院 愛知県認知症疾患医療センターのデータ）

も頻繁にみられる身体合併症といえるのです．注意したい合併症（既往歴というべきでしょうが）として骨折の既往が 8.3％に認められることです．認知症診療において骨折しやすい問題も身体合併症として今後問題としなければならないことだと思われます．

認知症患者にみられる生活習慣病の治療あるいは管理をどう進めていけばよいのでしょうか．

前述の認知症疾患 診療ガイドライン 2017[1]では，合併症への対応として CQ3C-1 から C-13 まで 13 項目が記載されています．そのなかで CQ3C-13 糖尿病，高血圧など生活習慣病をどう管理するか，をみますと，推奨として「糖尿病のコントロールは，認知症や身体機能障害の程度，併発疾患，フレイルなどを考慮して個別に設定するよう勧められる．認知症を合併した高血圧患者に対する降圧療法の効果に関するエビデンスは少ないが，過度に降圧しないような治療を考慮すべきと考えられる」と述べられていますが，この文言だけでは臨床の現場で生活習慣病を伴う認知症患者の治療の目安としては役に立たないでしょうね．

加賀利先生 ガイドラインは，診療の道しるべにすぎないことから実臨床での具体的な薬剤の選択や処方の手順などを記載することは難しいのでしょうね．認知症に伴う身体合併症の治療に関しては臨床医が個々の患者ごとに治療計画を立てていくしかないということでしょうか．

第3章 ● 認知症に伴う生活習慣病，身体合併症の治療

A 高血圧

ガイドラインからみた高血圧について

2019年4月に日本高血圧学会から高血圧治療ガイドライン2019（JSH2019）が公表されました．そのなかで認知症に関する記載はあるのでしょうか．

まず，JSH2019[2]での高血圧の診断について簡単に触れておきます．高血圧の診断は，大きく分けて診察室血圧値と診察室外血圧値とで決められることになっています 表1．わが国ならびに海外のガイドラインでは診察室血圧が140/90 mmHg以上を高血圧と定義しています．

表1 成人における血圧値の分類

分類	診察室血圧 (mmHg) 収縮期血圧		拡張期血圧	家庭血圧 (mmHg) 収縮期血圧		拡張期血圧
正常血圧	＜120	かつ	＜80	＜115	かつ	＜75
正常高値血圧	120〜129	かつ	＜80	115〜124	かつ	＜75
高値血圧	130〜139	かつ/または	80〜89	125〜134	かつ/または	75〜84
Ⅰ度高血圧	140〜159	かつ/または	90〜99	135〜144	かつ/または	85〜89
Ⅱ度高血圧	160〜179	かつ/または	100〜109	145〜159	かつ/または	90〜99
Ⅲ度高血圧	≧180	かつ/または	≧110	≧160	かつ/または	≧100
(孤立性)収縮期高血圧	≧140	かつ	＜90	≧135	かつ	＜85

（日本高血圧学会高血圧治療ガイドライン作成委員会，編．高血圧治療ガイドライン2019．ライフサイエンス出版，2019，表2-5より許諾を得て転載）

一方，120/80 mmHg 未満を正常血圧とし，この間の血圧を 120～129/ かつ 80 mmHg 未満を正常高値血圧，130～139/ かつ，または 80～89 mmHg を高値血圧と分類しています．本書の目的は認知症診療に限定していることから，診察室外血圧値を含めたその他の内容は JSH2019 を参照して頂きたい．

JSH2019 では認知症に関する記載として第 9 章 認知症と高血圧が新たに設けられ 4 頁ながら独立した章で取り上げられています．その記述を以下に簡単にまとめてみます．
① 中年期の高血圧は認知症の危険因子となる報告は多いが高齢期の血圧と認知機能との関連には一定した傾向が確認されていない．
② 降圧療法が高齢高血圧患者の認知症発症を予防するあるいは認知機能保持効果を有するという確固たるエビデンスはない．
③ 降圧薬の比較でレニン・アンギオテンシン（RA）系阻害薬に認知症発症抑制作用が認められるとの報告がみられる．しかし，RCT では ARB，ACE 阻害薬いずれも認知症発症抑制効果は認められていない（著者註：原著を読みますと，中枢作用型 ACE 阻害薬は認知症発症に保護的に働きますが末梢作用型 ACE 阻害薬では逆に認知症のリスクを増加させる[3]と記載されています）．
④ 認知機能低下や認知症合併高血圧患者に対する降圧療法の有用性に関するエビデンスは少ない．わが国の臨床試験から RA 系阻害薬によりアルツハイマー型認知症の認知機能低下が抑制されたとの報告[4-6]がみられる．
⑤ 認知症合併高血圧患者でも脳心血管イベントをはじめとする他の合併症予防のために一般の高齢高血圧患者に準じた降圧薬治療を行うべきである．

高齢高血圧患者に対する降圧療法は，認知症の発症あるいは進行を抑制できるものなのでしょうか．

この疑問に関しては高血圧治療ガイドライン 2019（JSH2019）のなかの CQ14 降圧薬治療は高齢高血圧患者の認知機能の保持に有効か？で取り上げられています．結論として，降圧薬治療が認知機能保持効果を有することを示した確固たるエビデンスはないと記載されています．一方，Q7 認知症合併高齢高血圧患者において降圧剤を中止，減量する有用性はあるか？　では，中止，減量すべき血圧値を設定できる根拠は乏しく，高齢者の降圧目標値を大きく下回らないように降圧薬を調整する，となっています．

高血圧の治療はとても範囲が広くなってしまうので，本書の目的に沿った認知症を伴う高齢高血圧患者の降圧薬療法についてうかがいたいと思います．高齢者に対する降圧目標値などをどのように設定したらよいのでしょうか．

JHS2019 では第 8 章 高齢者高血圧[7]において CQ 75 歳以上の高齢者に対する降圧の目標値はいくつか？　併存疾患やフレイルの有無により異なるか？　で降圧目標が記述されています．
① 75 歳以上の高齢者高血圧での降圧目標は，忍容性があれば収縮期血圧 140 mmHg 未満を推奨する（著者註：JHS2014 では収縮期血圧 150 mmHg 未満が推奨されていましたが今回の改訂ではさらに厳格な降圧目標が推奨されています．130 mmHg 未満を推奨できるか否かは検証できなかったと記載されています）．
② 併存疾患として CKD（G3a まで）と糖尿病，脳卒中既往がある場合も 140 mmHg 未満を推奨する．75 歳以上で 130 mmHg 未満を目指すことを積極的に支持するエビデンスはない（著者註：認知症に関しての記載はありません）．
③ フレイルや要介護状態にある高齢者の降圧目標は個別に判断することを提案する（著者註：この文言のエビデンスの強さは D とされ「ほとんど確信がない」に該当しています．フレイルと考えられる高齢

者の降圧に関しての文献はほとんどないようです．高齢認知症患者では同時にフレイルを併存していることが少なくなく，認知症診療における75歳以上高血圧患者に対する降圧目標値の設定は個々の医師による判断となるようです）．

認知症患者に対する降圧薬の選択をどう考えるか

海老手先生，高齢認知症高血圧患者に対して降圧薬をどのように選択したらよいのでしょうか．

原則は，JHS2019の第5章 降圧療法に記述されているように第一選択薬は，脳心血管イベントの抑制効果が証明されているCa拮抗薬，ARB，ACE阻害薬，少量の利尿薬のいずれかになるかと思います．認知症に関してはいずれの薬剤も禁忌や慎重投与に該当していません．認知症診療では家族や周囲の人々が服薬管理をするとの視点で考えますと理想的には1日1回の服薬で済む薬剤を選択したいものです．上記4薬，とくにCa拮抗薬とARB，ACE阻害薬でどれが認知症患者に適しているかについての選択基準は難しいのですが，たとえば，17編の二重盲検試験（脳血管障害の既往がない13,734名）を基にメタ解析を行い降圧薬別に認知機能への影響をみた報告では，ARBがそれ以外の降圧薬いずれに比しても認知機能低下の進行抑制効果がみられるとされています 表2 [8]．認知症のない高齢者を対象とするRCTをレビューしたStuhecらの報告[9]をみますと，ほとんどのRCTでARBによる治療群はプラセボ群あるいはその他のクラスの降圧薬（ACE阻害薬，β阻害薬，降圧利尿薬，Ca拮抗薬）と比してエピソード記憶の改善がみられたと報告されています．また，RA系阻害薬に加えてCa拮抗薬が認知機能低下や認知症発症の予防に有効であったとのレビュー[10,11]もみられます．

現時点では断定的なことは言えませんが，認知症を合併する高齢高血圧

表2 降圧薬別からみた認知機能への影響（ネットワークメタ解析）

治療薬	比較対照薬				
	プラセボ	Ca拮抗薬	ACE阻害薬	β阻害薬	利尿薬
ARB	0.60 ± 0.18 (p = 0.02)	0.57 ± 0.24 (P = 0.06)	0.47 ± 0.17 (P = 0.04)	0.67 ± 0.18 (P = 0.01)	0.54 ± 0.19 (P = 0.04)
Ca拮抗薬	0.02 ± 0.19 (p = 0.91)	−	− 0.11 ± 0.22 (P = 0.65)	0.10 ± 0.17 (P = 0.58)	− 0.03 ± 0.24 (P = 0.89)
ACE阻害薬	0.13 ± 0.17 (p = 0.49)		−	0.21 ± 0.15 (P = 0.23)	0.07 ± 0.17 (P = 0.70)
β阻害薬	− 0.08 ± 0.13 (P = 0.59)			−	− 0.13 ± 0.19 (P = 0.50)
利尿薬	0.06 ± 0.17 (P = 0.76)				−

表中の数字：MMSEなどの認知機能スコアを（フォローアップ時スコア−ベースライン時スコア）/標準偏差で示す．数字が大きいほど，治療薬の改善効果が大きいとみなされる．
(Levi Marpillat N, et al. Antihypertensive classes, cognitive decline and incidence of dementia: a network meta-analysis. J Hypertens. 2013: 31: 1073-82. の図4を著者が改変作成)

患者にはまずARBを第一選択薬として使用するのがよいかもしれません．

血管性認知症では高血圧の管理が重要だと思いますが，この点に関してどのように取り扱われているのでしょうか．

高齢認知症患者に限らず高齢者では背景疾患や併発疾患，日常生活動作ADLの状況，余命など多くの要因が複雑に絡み合うので個々の患者ごとに降圧の具体的な目標値は異なるかと思います．血管性認知症の場合もその原因となる脳血管障害の病型ごとに降圧目標が異なることが予想されます．たとえば，両側の内頸動脈高度狭窄や頭蓋内主幹動脈の閉塞や狭窄を呈している患者では降圧のしすぎが血行力学的な梗塞を助長する可能性があります．ここではJSH2019の第6章 臓器障害を合併する高血圧[12]から脳血管障害に関連する事項を以下に抜粋してみます．
① 慢性期脳梗塞の降圧目標は130/80 mmHg未満とする．ただし，

両側内頸動脈高度狭窄/脳主幹動脈閉塞では特に下げすぎに注意し，これらの病変を有する症例や未評価の場合には 140/90 mmHg 未満を目指すことを勧める．
② 脳出血の降圧目標は 130/80 mmHg 未満とする．
③ 推奨される降圧薬の種類として，慢性期の高血圧治療では脳血管障害の病型を問わず第一選択薬である Ca 拮抗薬，ARB，ACE 阻害薬，利尿薬を推奨する．
④ 無症候性脳梗塞や脳出血を合併する高血圧患者では目標血圧値や有用な降圧薬は慢性期脳血管障害のそれに準ずる．

しかしながら，これらの考えかたには年齢や併発疾患などの因子が考慮されておらず，高齢者にみられる血管性認知症の降圧に関して十分なデータはないようです．

脳卒中治療ガイドライン 2015[13] では，「血圧の厳格な管理は脳卒中の再発を抑制するのみならず，認知機能低下や認知症の発症を予防すると考えられる」と記載されており，推奨として，中年期の血圧管理が老年期の認知機能に影響する，ACE 阻害薬，ARB，Ca 拮抗薬などの降圧薬が勧められる，とされています．しかしながら降圧目標などの具体的な事柄は言及されていません．

B 糖尿病

認知症をもつ糖尿病患者に対する治療概論

では，つぎに糖尿病と認知症について治療の視点から医学的にはどのように考えられているのでしょうか．

日本糖尿病学会による糖尿病治療ガイド2018-2019[14]では，認知症に言及した部分はわずか10行のみで，高齢糖尿病患者の認知症は糖尿病のコントロールを悪化させる，重症低血糖は認知症発症のリスクを高める，多職種の連携による内服薬管理やインスリン注射の援助が重要であると記述されています．同学会による高齢者糖尿病ガイド2018[15]では，高齢者糖尿病における合併症とその対策の章にて認知症が取り上げられていますが治療に関して具体的な記載はなされていません．

海老手先生，認知症患者で糖尿病を合併している場合の治療について医学的な立場から解説をお願いします．

2016年に日本糖尿病学会と日本老年医学会の合同委員会から高齢者糖尿病の血糖コントロールについての提言（日本糖尿病学会ホームページ　高齢者糖尿病の血糖コントロール目標について．2016年5月20日）がなされています．その基本的な考えかたとしては，
① 血糖コントロールの目標は，患者の特徴や健康状態（年齢，認知機能，基本的ADLや手段的ADLなどの身体機能），併発疾患，重症低血糖のリスク，余命などを考慮して個別に設定する．
② 重症低血糖が危惧される場合は目標下限値を設定しより安全な治療を行う．
③ 高齢者ではこれらの目標値や目標下限値を参考にしながら患者中心の個別性を重視した治療を行う観点で目標値を下回る設定や上回る設定を柔軟に行うことを可能とする．

これらを認知症診療に援用しますと，認知症と関連する病態を考慮しながら血糖コントロールを行うこと，特に低血糖の発現に留意すること，理想とされる目標値を緩和したコントロールも可とされる，ことになるかと思います．
HbA1cを指標とする高齢者糖尿病の血糖コントロール目標が日本糖尿

病学会と日本老年医学会から提案されています 図2 ．そのなかで認知症患者に関してのコメントとして，

① 軽度認知障害 MCI と軽度認知症では，低血糖発作を惹起する可能性をもつ薬剤を服薬している場合には HbA1c を 7.0 ％から 8.0 ％未満，それらの薬剤を服薬していない場合には 7.0 ％未満にコントロールする．

患者の特徴・健康状態[注1)]		カテゴリーⅠ ①認知機能正常 かつ ②ADL 自立		カテゴリーⅡ ①軽度認知障害～軽度認知症 または ②手段的 ADL 低下，基本的 ADL 自立	カテゴリーⅢ ①中等度以上認知症 または ②基本的 ADL 低下 または ③多くの併存疾患や機能障害
重症低血糖が危惧される薬剤(インスリン製剤, SU 薬, グリニド薬など)の使用	なし[注2)]	7.0 ％未満		7.0 ％未満	8.0 ％未満
	あり[注3)]	65 歳以上 75 歳未満 7.5 ％未満 (下限6.5 ％)	75 歳以上 8.0 ％未満 (下限7.0 ％)	8.0 ％未満 (下限7.0)	8.5 ％未満 (下限7.5)

治療目標は，年齢，罹病期間，低血糖の危険性，サポート体制などに加え，高齢者では認知機能や基本的 ADL，手段的 ADL，併存疾患なども考慮して個別に設定する．ただし，加齢に伴って重症低血糖の危険性が高くなることに十分注意する．

注1： 認知機能や基本的 ADL（着衣，移動，入浴，トイレの使用など），手段的 ADL（IADL：買い物，食事の準備, 服薬管理, 金銭管理など）の評価に関しては, 日本老年医学会のホームページ（http://www.jpn-geriat-soc.or.jp/）を参照する．エンドオブライフの状態では，著しい高血糖を防止し，それに伴う脱水や急性合併症を予防する治療を優先する．

注2： 高齢者糖尿病においても，合併症予防のための目標は 7.0 ％未満である．ただし，適切な食事療法や運動療法だけで達成可能な場合，または薬物療法の副作用なく達成可能な場合の目標を 6.0 ％未満，治療の強化が難しい場合の目標を 8.0 ％未満とする．下限を設けない．カテゴリーⅢに該当する状態で，多剤併用による有害作用が懸念される場合や，重篤な併存疾患を有し，社会的サポートが乏しい場合などには，8.5 ％未満を目標とすることも許容される．

注3： 糖尿病罹病期間も考慮し，合併症発症・進展阻止が優先される場合には，重症低血糖を予防する対策を講じつつ，個々の高齢者ごとに個別の目標や下限を設定しても良い．65 歳未満からこれらの薬剤を用いて治療中であり，かつ血糖コントロール状態が表の目標や下限を下回る場合には，基本的に現状を維持するが，重症低血糖に十分注意する．グリニド薬は，種類・使用量・血糖値等を勘案し，重症低血糖が危惧されない薬剤に分類される場合もある．

【重要な注意事項】

糖尿病治療薬の使用に当たっては，日本老年医学会編「高齢者の安全な薬物療法ガイドライン」を参照すること．薬剤使用時には多剤併用を避け，副作用の出現に十分に注意する．

図2 **高齢者糖尿病の血糖コントロール目標（HbA1c 値）**（日本老年医学会・日本糖尿病学会編・著: 高齢者糖尿病診療ガイドライン 2017. 南江堂; 2017. p.46.）

② 中等度以上に進展している認知症患者で低血糖発作を惹起する可能性をもつ薬剤を服薬している場合にはHbA1cを7.5％から8.5％未満，それらの薬剤を服薬していない場合には8.0％未満にコントロールする，と記載されています．

高齢者の血糖コントロールに関しては，海外の学会や日本糖尿病学会などの提言は類似しており，HbA1cの上限は健康高齢者では7.0％から7.5％未満，認知機能・ADL低下ならびに要介護や施設入所，併存疾患多数の高齢者では8.0％から8.5％とされています．HbA1cの下限の設定ではほとんどが7.0％以上，認知機能・ADL低下ならびに要介護患者，多発併存疾患，インスリン使用などでは7.5％以上となっています[16]．さらにHbA1c 8.5％は平均血糖200 mg/dLに該当し，これ以上の値では脱水や高血糖高浸透圧症候群，創傷治癒遅延などの急性合併症のリスクが増大する[17]とのことです．わが国の高齢糖尿病患者を対象とした大規模臨床試験J-EDIT[18]でもHbA1cが8.8％を超えると脳血管障害や糖尿病関連イベントの発症リスクがそれ以下に比べて増加すると報告されています．また脳血管障害の発症はHbA1cが7.3％から7.9％の群で最も低いことも明らかになっています．ちなみにこのJ-EDITでは認知機能に関しても検討[19]をしており，認知機能低下（6年間の追跡でMMSEが5点以上低下した者）は，拡張期血圧高値ならびにHDL-C低値と有意に相関を示しており，さらにHbA1c高値は認知機能の低下を招く傾向が観察されています．

実はとても衝撃的というべきか大胆と表現したらよいか迷うのですが，American College of Physicians（ACP）から成人2型糖尿病患者を対象とした薬物療法における血糖コントロールに関する提言[20]がなされています．表3 をみてください．薬物療法に関してみますと，ほとんどの患者ではHbA1cを7％から8％にコントロールすべきであること，さらに（認知症診療の視点からみますと）80歳以上で余命が10

表3 成人（非妊娠）2型糖尿病患者を対象とした薬物療法時における血糖コントロールに際しての目標HbA1c: ACPの提言

> **ガイダンス・ステートメント1:**
> 臨床医は，薬物療法による利益と害，患者の望み，患者の全身状態と余命期間，治療の負担，コストの問題を考慮し2型糖尿病患者における血糖コントロールを個別に設定すべきである．
>
> **ガイダンス・ステートメント2:**
> 臨床医は，ほとんどの2型糖尿病患者においてHbA1cを7%から8%の間に達成できるようにすべきである．
>
> **ガイダンス・ステートメント3:**
> 臨床医は，HbA1cが6.5%以下に達している患者にはその薬物療法の減弱を考慮すべきである．
>
> **ガイダンス・ステートメント4:**
> 臨床医は，高齢（80歳以上）のために余命が10年未満，介護施設入所者，慢性疾患（認知症，末期腎疾患，高度の閉塞性肺疾患や心不全）をもつ患者では，害が利益を上回るために高血糖に伴う症状を最小限に抑える治療とHbA1cの目標値を設けず治療を行うべきである．

年未満，介護施設入所者，慢性疾患として認知症に罹患している患者ではHbA1cの目標値を設けずに高血糖に関連する症状を最小限に抑える治療を行うべきであると述べています．この提言に対して糖尿病診療に関連する団体から批判や反論が出されていますが，前述しましたように認知症患者における糖尿病治療に関するパラダイムシフトの視点から今後検討に値すべきものかもしれません．

実臨床の立場から考えますと，ACPの提言は高齢者あるいは高齢認知症患者における糖尿病治療に一石を投じたものだと思います．血糖コントロールの指標となるHbA1cの目標値，とくに上限を設定しないことに踏み込んだ提言は評価すべきではないかと思います．現在の糖尿病治療は以前ほどではないと思いますが依然として血糖コントロール至上主義，すなわち厳格な血糖管理と生活指導が主流な印象をもたざるを得ないのです．では，認知症の有無にかかわらず80歳を超えた高齢男性の

場合,インスリン注射を含めた厳格な血糖コントロールに意味があるのでしょうか.厳しい生活管理のために好きなものを食べられない余生に本当の意義があるのでしょうか.認知症患者における糖尿病治療はそのような原則論では対応できない部分も少なくないのです.細小血管障害の予防や進展抑制,その他の身体合併症発症を予防するための糖尿病治療であると強調されるのですが,病気を診るがその人の人生をみていないように感じてしまいます.

厳密に血糖をコントロールすることで認知症の進行を抑制できるものなのでしょうか.

前述の高齢者糖尿病診療ガイドライン 2017 の V -CQ-3 高齢者糖尿病における厳密な血糖コントロールは認知機能低下・認知症発症の抑制に有効か?[21] をみますと,「血糖を良好にコントロールすることで認知症の発症・進行を抑制できるかを明らかにした RCT はない,中高年の糖尿病を対象としたメタ解析でも強化療法全体あるいは HbA1c 7.0% 未満を目標とした治療を行っても認知機能低下を防ぐことができなかった」との報告をあげており,「結論として厳密な血糖コントロールが認知機能低下,認知症発症予防に有効かはまだ明らかではない」と記載されています.RCT のメタ解析[22] やコクランレビュー[23] でも 2 型糖尿病患者の認知機能低下に対する強化療法は標準療法と比較しても有意差を確認できず,結論として,現時点では糖尿病の厳格な治療が認知症発症ならびに認知機能障害の進行抑制に有効であるとの明らかな証拠はないといえます.

われわれ臨床医の立場からみますと,認知症に進展し受診してきた患者のなかに糖尿病をもつ患者が存在しているわけです.私たちは,糖尿病の治療が認知症の進展を抑制できるか否かではなく,個々の患者において認知症症状の進行を抑制することと糖尿病を可能な限りコントロール

することをともに考えながら治療を行っていくことが重要ではないかと考えています.

認知症患者における食事療法，運動療法

糖尿病をもつ認知症患者における食事療法や運動療法についてはどのように考えていけばよいのでしょうか.

糖尿病をもつ認知症患者だけを対象とした食事療法の効果に関する報告はないようですが前出の高齢者糖尿病診療ガイドライン2017のⅧ 高齢者糖尿病の食事療法[24]を読みますと高齢者でも適切な食事療法は高血糖や脂質異常症，肥満の是正に有効なこと，しかし，食事療法によって糖尿病患者の認知機能が改善したあるいは認知機能低下や認知症の発症を予防できたとするRCTは存在しない，と記載されています．また，減塩効果に関しても認知機能の低下によって食事療法のアドヒアランスが低下し減塩が困難な場合が少なくないと述べられています．

認知症，とくにアルツハイマー型認知症は基本的にはなにもしなくなる病気ともいえます．運動を勧めても日中ぼーっとしてなにもしない，外出しない，動かない状態がしばしばみられます（ですからデイサービスやデイケアを利用し他動的な働きかけを期待することになるのですが）．認知症が進行するほど運動療法を期待することが難しくなるのではないでしょうか．食事療法に関しても患者によっては好きなだけ食べる，食べたことを忘れてまた食べてしまうなどの行動障害がみられることから認知症患者では食事療法を確実に実行することは困難かもしれませんね．

このような事例があります．71歳，女性，アルツハイマー型認知症．以前から糖尿病があり治療薬としてライゾデグ配合注フレックスタッチ®朝10単位，デュラグルチド（トルリシティ皮下注アテオス®）0.75

mgを処方されています．糖尿病専門医は，HbA1c 8.0%を7.0%に下げるコントロールを目指して間食の禁止，食事量の減量を厳しく指導しています．糖尿病看護認定看護師がどんな努力をしていますかと患者に尋ねると「お菓子を食べるのを止めました」と答えたのですが夫は「目の前にあるとお菓子や食べ物を全部食べてしまうのでそれらを買うのを止めて自宅内に菓子類などは一切置かないようにしています．しかし，毎日お菓子の件で私と患者の間で口論が絶えません．また，私が仕事から帰ると食パン1斤を食べてしまいなくなっているのです」．夫の発言に対して患者は「いつもそうやってぐずぐず言うので嫌になる！言われるほど食べてはいないでしょ!!」と怒り出す始末です．認知症を伴う糖尿病患者では食事療法をなかなか守れないのが現実ではないでしょうか．血糖を下げるための食事療法の重要性は当然ですが，そればかりに目が向くと患者と家族の間での確執，さらに患者に易怒性や興奮，攻撃性を生み出してしまう危険性も十分考慮しなければならないと思います．

実臨床からみた糖尿病治療の問題点

加賀利先生，実臨床にて認知症患者にみられる糖尿病治療の問題点をあげていただけますか．

私は，内科医ですから糖尿病をもつ認知症患者の診療を多数行っています．その経験から糖尿病をもつ認知症患者の問題点を考えるようになってきています． 表4 にその問題点を列挙しました．
① 糖尿病に限らず認知症患者における身体疾患に対する内服薬管理の問題は重要です．飲み忘れや飲み違い，過剰服薬，薬袋の紛失やしまい忘れ，さらに拒薬など多くの困った状態を呈することが少なくありません．
② 食事療法の問題．糖尿病治療の原則は食事療法だろうと思いますが，

表4 糖尿病をもつ認知症患者の問題点

- **内服薬管理の問題**
  薬の飲み忘れ，過剰服薬，薬袋のしまい忘れ・置き忘れ，拒薬
- **食事療法の問題**
  食べたことを忘れ何回も食べる，食事時間や回数が不規則，拒食
- **運動療法の問題**
  運動することの意義を理解できない，運動しない，運動から徘徊へ
- **インスリン注射の問題**
  自己注射をできない，仮にできても用量を間違える可能性
- **低血糖の問題，その予防**
  低血糖状態を認識できない，低血糖への対策を本人だけでできない

　認知症患者では厳格な食事療法を期待することは難しいといえます．食事をしたことを忘れて何回も食べてしまう認知症患者は少なくありません．食事時間が不規則になることもあります．デイサービス利用からの帰宅後に食事をしないで寝てしまう患者や認知症が進行した結果拒食を示す患者もみられます．

③ 運動療法の問題．前述したように糖尿病治療では運動療法も大切ですが認知症，特にアルツハイマー型認知症は自発性の低下，意欲の減退，発動性の後退から基本的には何もしなくなってくることが多いのです．外出せず自宅内でぼーっとしていることから運動不足は明らかです．運動療法の必要性を理解できない場合もあるでしょう．運動から徘徊，迷子になる危険性も否定できません．

④ インスリン注射の問題．インスリンを注射することを忘れる，注射の仕方で混乱するあるいは自身で注射を打てない，インスリンの用量を間違えるあるいは忘れるなどの問題が出てくると思います．

⑤ 低血糖の問題．認知症の進行に伴い低血糖という状態を理解できなくなるあるいは忘れてしまう，仮に低血糖を自覚してもその対策ができないかもしれません．まれかとは思いますがインスリンを注射後（特に高用量）に拒食がみられる場合には低血糖発作は必発となるでしょう．

このように認知症患者で糖尿病を合併している場合には多くの問題点が浮かんでくるのです.

最近, このような患者が受診してきました. 患者は77歳, 男性で2年前にアルツハイマー型認知症と診断されドネペジル5 mgが処方されています. 以前から糖尿病に対してメトホルミン塩酸塩(メトグルコ®)(250)4錠　朝夕食後, シタグリプチン(ジャヌビア®)50 mg 朝食後が出ていますが, HbA1cがこの半年で急激に増加してきているとのことでした. 最新のHbA1cは8.2%, 血糖が226 mg/dLです. 家族が主治医に相談をするのですが「そんなに食べてはだめです」というだけで具体的な指示をしてくれないと不満そうでした. 家族の話では, 毎日のように孫とコンビニエンスストアーに出向き菓子類や甘いものを買ってきて自室で食べてしまう, バナナが排便によいと言っては毎日3本から5本食べてしまう, 食事量を抑えようとすると怒り出してしまうので困っているとのことでした. 患者本人に尋ねると「自分はコンビニなどには行かないし買い物もしていない. 俺はそんなに食べてはいないはずだ」と言い張るのです. 患者には糖尿病との認識に乏しく間食をしていることを覚えていないのです. 患者は「間食などしていない, 食べていない」と言っているのに周囲が「いや, 間食をしている, 飴を一袋買ってきて1日で食べ尽くしている, バナナを3本以上毎日食べている」と注意しても水掛け論になってしまいます. 認知症患者にみられる糖尿病治療の難しさがここにあるのです. この事例でもうひとつ感じたことがあります. それは, 主治医が認知症患者にみられる糖尿病治療についての現実的なスキルをもっていないことです. 確かに認知症患者にみられる糖尿病治療は難しいのですが, そのなかでもう少し現実的な指導をできないのだろうかと考えさせられました.

認知症の視点からみた糖尿病治療の実際

実臨床で認知症患者にみられる糖尿病治療に多くの問題点があることはわかりました．では，臨床の現場で糖尿病治療に対していかなる視点からどのような対策が望ましいのでしょうか．

私は，糖尿病を専門としているわけではないので糖尿病診療の専門家からお叱りを受けるかもしれませんが，認知症患者にみられる糖尿病治療は血糖コントロール至上主義ではなく現実に即した複眼的な視点や考えかたが必要ではないでしょうか．以下に私の考えを述べてみます．

① まずいえることは，認知症の重症度が進むほど糖尿病治療も難しくなっていくだろうということです．軽度認知障害 MCI あるいは軽度認知症の段階では，記憶や見当識などの認知機能の低下がみられるとしても，まだ家族や周囲の人々の意見や介入を受け入れることができる場合が多いので糖尿病治療も比較的うまくいくのではないかと思います．

② 認知症が進んだ段階でも易怒性や興奮，攻撃性，介護拒否などの活発な行動・心理症状 BPSD が目立たないおとなしいタイプも糖尿病治療に難渋することはないと思われます．なぜならば，そのようなタイプの患者は家族や周囲の忠告や助言に素直に従った行動をしてくれるからです．

③ 最も治療で困るのは，自分が糖尿病に罹患していることを認識できないあるいは忘れてしまっている患者，周囲の意見や介入を拒否する患者だろうと思います．これらの患者では，どこまで治療ができるのか，そもそも治療という手段を実行できるのか大いに疑問を感じるところです．

④ 食事療法や運動療法を過度に勧めることで患者に易怒性や暴言，暴力行為などを惹起させてしまう場合もあるかと思います．認知症診療でみられる行動・心理症状 BPSD を発現させてしまう可能性との

視点からも糖尿病治療を見直すことが求められるのです．
認知症疾患診療ガイドライン 2017 や日本糖尿病学会と日本老年医学会の合同委員会の提言のように多くの要因を勘案し個別に治療を設定することには賛成ですが実臨床ではどう具体的に治療を進めていくのかが問われているのです．

認知症患者に適する糖尿病治療薬とは

海老手先生，糖尿病治療薬は数多く上市されていますが，認知症患者に対して適している薬剤はあるのでしょうか．

表5 は，糖尿治療ガイド 2018-2019 などを参考に認知症診療の立場からみた糖尿病治療薬の利点と問題点をまとめたものです．糖尿病をもつ認知症患者に糖尿病治療薬を選択する際，原則とし服薬回数の少なさと低血糖発作を生じにくい薬剤を選択すべきでしょう．

① 服薬回数の点から 1 日 3 回の服薬が必要な速効型インスリン分泌促進薬（グリニド薬）と α‐グルコシダーゼ阻害薬は，家族が服薬介助に関わることが原則となる認知症診療では積極的に使用しづらい薬剤といえます．

② スルホニル尿素（SU）薬と速効型インスリン分泌促進薬（グリニド薬）は単独でも低血糖発作の危険性が高いことから認知症患者では使用すべきではないと思います．

③ チアゾリジン薬のアクトス®は，腎臓での Na 再吸収を促進することから浮腫，心不全を惹起する可能性があり高齢認知症患者では心機能の低下をもつことが少なくないので使用しづらい薬剤かもしれません．

④ インスリン製剤は，認知症診療では可能な限りその使用は避けたいと思いますし，仮に使用する際にも低血糖発作の危険性を最大限抑えた用量で使用すべきでしょう．

表5 認知症診療からみた糖尿病治療薬（著者私見）

	ビグアナイド薬	チアゾリジン薬	スルホニル尿素 (SU) 薬	速効型インスリン分泌促進薬 (グリニド薬)
機序	インスリン抵抗性改善	インスリン抵抗性改善	インスリン分泌促進	インスリン分泌促進
服薬回数	2～3回	1回	1～2回	3回
服薬時刻	（食直前または）食後	朝食前または朝食後	食前または食後	毎食直前
単独使用での低血糖	可能性低い	可能性低い	惹起しやすい	リスクあり注意を要する
他剤併用での低血糖			DDP-4阻害薬, GLP-1阻害薬との併用注意	
体重増加	しにくい	しやすい	しやすい	
とくに注意すべき点		水分貯留, 心不全患者に使用しない		早めの服薬で食開始前に低血糖の危険
高齢者での使用	腎機能障害などによって慎重な処方が必要		少量から開始, 腎障害時には減量	食後高血糖の改善に適す, 低血糖のリスク
認知症患へ処方 (私見)			望ましくない	服薬が面倒望ましくない

このように除外をしていくと最終的に残るのは，経口薬ならば1日1回（あるいは2回）の服薬に絞れることを条件としてビグアナイド薬とDPP-4阻害薬になるかと思います．特に後者では週1回の服薬ですむトレラグリプチン（ザファテック®）とオマリグリプチン（マリゼブ®）が使用可能になっています．ただし，ビグアナイド薬は，乳酸アシドーシス発現の危険性を考慮し，原則として76歳以上の高齢者では新規に使用しないとの意見[25]もみられます．認知症は75歳を超えると急激に患者が増加することから新規でのビグアナイド薬は避けたほうが無難かもしれませんね．注射薬になりますがGLP-1受容体作動薬の長時間作用型であるデュラグルチド（トルリシティ®）や徐放型エキセナ

DPP-4 阻害薬	α-グルコシダーゼ阻害薬	SGLT2 阻害薬	インスリン製剤（注射薬）	GLP-1 受容体作動薬（注射薬）
インスリン分泌促進	糖吸収・排泄調節	糖吸収・排泄調節		インスリン分泌促進
主に1回 週1回あり	3回	1回		1～2回 週1回
食前または食後	毎食直前	朝食前または朝食後		
可能性低い	可能性低い	可能性低い	可能性あり	リスクは低い
SU薬との併用で重篤な低血糖の報告				SU薬，インスリンの併用で低血糖
しにくい	しにくい	体重減少	しやすい	体重減少
食事療法を守らないと効果発揮低い	低血糖時はブドウ糖の経口投与	脱水，尿路感染症，低栄養		食欲低下，体重減少
有用性の報告あり 腎障害時，併用に注意		腎機能低下者ではよい適応ではない		消化器症状（嘔気，嘔吐）と体重減少に注意
適しているかも	望ましくない	慎重投与が望ましい		適しているかも

（高齢者糖尿病治療ガイド 2018 などを参考に著者作成）

チド（ビデュリオン®）は週1回の皮下注射であり注射の用量が固定しているので用量の増減を行う手間を省けることから認知症患者でも誤薬の可能性が低くなるといえます．

最近，インスリン抵抗性とアルツハイマー型認知症発症との関連性を耳にしますが，これらの糖尿病治療薬によるアルツハイマー型認知症治療は期待できるのでしょうか．

いくつかの報告があるようです．ひとつ紹介をしますと，Yeらはメタ解析の結果からインスリン抵抗性改善薬を使用した時の認知症発症率に

関して相対危険度が 0.78（95% CI 0.64-0.95, P = 0.015）となり，メトホルミンあるいはチアゾリジン系薬剤が認知症発症を減少させる傾向があること[26]を述べています．

実臨床における治療の考えかたと手順

加賀利先生は具体的にはどのように治療を進めているのでしょうか．

私も認知症診療で使用する糖尿病治療薬の選択に関しては海老手先生と同様の意見ですが，とくにインスリン製剤の使用に関しては慎重に過ぎることはないと思っています．認知症診療では可能ならばインスリン製剤の使用は避けるべきだと思っています．

表6 に私が考えている対策の原則を示しました．

① 内服薬管理の問題ですが，家族が服薬管理を行うようにすべきです．認知症が軽度の段階ならば服薬への声かけや確認くらいでよいかと思いますが記憶障害が進んだ段階では家族や周囲の人々が患者に薬を渡し実際に服薬するまで見守ることが必要になってきます．服薬管理を家族が行う際，服薬の煩雑さを避けるために服薬回数の少な

表6 糖尿病をもつ認知症患者への対策

- **内服薬の管理の問題**
  服薬の煩雑さを避ける（1日1回の薬），家族が服薬管理する
- **食事療法の問題**
  厳密な食事療法を期待しない，ある程度患者の好きにさせる
- **運動療法の問題**
  運動療法をあまり期待しない
- **インスリン注射の問題**
  軽度の段階では見守り，進んだ段階では家族が注射する
- **低血糖の問題，予防**
  血糖コントロールを厳密にしないのが原則

い薬剤，可能ならば1日1回の薬剤を選択すべきでしょう．

② 自分勝手に食べてしまうなど食事療法を守れない行動をとる患者に関しては，厳密な食事療法を期待しないほうがよいようです．血糖コントロールが不良になるのはある程度やむを得ないのですが，患者本人の好きにさせるしかないといえます．家族が食事に関して厳しい制限や助言をすると逆に患者が怒り出す，攻撃的になるなどの行動・心理症状 BPSD を惹起する要因となります．

③ 運動療法にも過大な期待をできないかもしれません．家族が誘って一緒に散歩に出かける，デイケアなどの利用回数を増やすなどの工夫をするしかないでしょう．

④ インスリン製剤の注射に関しては，認知症が軽度の段階では手技の見守り，とくに用量の確認が重要になってきます．進んだ段階では家族が注射を行うようにすべきです．

⑤ 低血糖の危険性に関しては悩ましい問題ですが，厳密な血糖コントロールをしないことに尽きるかと思います．さらに家族や周囲の人々は低血糖発作が疑われるときにはすぐに医療機関を受診する心構えをもつことが求められます．

加賀利先生が経験した患者を呈示しながら具体的な治療を教えてください．

以下に治療に難渋している2名の患者を示します．

事例① 77歳，男性．糖尿病を合併するアルツハイマー型認知症

74歳頃から理髪業にて顧客の名前がわからない，客によって料金が異なることがあり苦情が出てきました．同じことを何回も聞いてきます．30分前のことすら覚えていない．易怒性は目立ちません．服薬管理は妻が行っています．初診時，MMSE は20点，HDS-R は19点，NPI では該当する項目はありませんでした．行動・心理症状 BPSD

が目立たないアルツハイマー型認知症と診断し紹介元に戻しました．3年後の再来．抗認知症薬は服薬していますが5分前のことを忘れてしまう．食欲が進みたくさん食べてしまう．食事療法を全く守れないとのことです．周囲が注意すると本人は，「自分で食べたいだけ食べる．なにが悪い！」と怒り出してしまいます．とくに甘いものにはブレーキがかからず，15時になると食事をしないといけないといっては食事を摂り，さらに18時の夕食時にも食事を摂るようになっています．妻が間食などを注意したり食事を制限したりすると怒り出し暴力行為に及ぶので家族は困っています．1月のHbA1c 6.0%から5月には8.6%に悪化しています．再来時のMMSEは14点，HDS-Rは15点に低下していました．

　アルツハイマー型認知症は確実に進行しており現在の問題は糖尿病の治療をどうするかです．栄養士と相談しカロリー調整として主食を低カロリーのマンナンヒカリ®（普通のごはんに比してカロリー33%カット）に変更するよう指導しました．他に自宅内に菓子類などを買い置きしないように伝えたのですが患者が食べる物がないといって怒り出してしまいました．カロリーの少ない菓子の購入を指導したのですが患者本人が食べて気に入らなかったらしく以降は口に入れませんでした．堅い品質の食物（たとえばスルメなど）を活用すると噛むのに時間を要するとともに咀嚼で疲れるので過食の妨げになるのですが本事例では歯が悪いので無理であると妻から拒否されました．

事例② 74歳，女性，糖尿病を合併するアルツハイマー型認知症

　夫と2人暮らし．68歳時にアルツハイマー型認知症と診断しリバスチグミンが開始され18 mgを貼付しています．2年前のMMSEならびにHDS-Rはいずれも18点，ADAS-J cog. は17点でした．現在，在所に帰ると言い張り夫を困らせています．経口摂取は不規則で食べていないのに食べたと言って寝てしまうこともあります．糖尿病などの身体疾患で内科通院中です．処方は

50

クレストール®（2.5）	2錠	
ゼチーア®（10）	1錠	
ノルバスク®（5）	1錠	
ブロプレス®（8）	1錠	
アクトス®（15）	1錠	
テネリア®（20）	1錠	
テツクール®（100）	1錠	夕食後
ベイスン®（0.3）	3錠	食前
ランタスXR注ソロスター®	12単位	夕

　最新のデータでは，総コレステロール 312 mg/dL，LDL-コレステロール 210 mg/dL，クレアチニン 1.06，ヘモグロビン 11.1 g/dL，血糖 94 mg/dL，HbA1c 9.6％ でした．血圧は 132/68 mmHg．2カ月前のデータでは総コレステロール 287 mg/dL，ヘモグロビン 10.8 g/dL，血糖 161 mg/dL，HbA1c 8.5％．

　内科主治医の方針は，1）夫に服薬管理を依頼し夕方の管理ができれば，朝食後にも薬を増やしたい．2）毎食のインスリン注は困難と考え夕のみに変更，3）糖質制限をもっと厳密にしたいので間食は厳禁と指導，4）血糖コントロールが不良なのでアクトス®を増量したいとのことでした．

　本事例では，夫が認知症に対する理解に乏しく午前中自分だけでゲートボールなどに出かけてしまい，朝食後の服薬の手助けをする気がないことから内科主治医は苦肉の策として夕食後の処方としているのです．夜間の血圧低下や夕食を食べないこともあるので低血糖などの危険性もあるのですが止むを得ない処方かもしれません．間食厳禁としたいのですが現在の認知症の状態を考えますと実行は難しいことが予想されます．訪問看護を利用し朝食後の服薬に変更したいのですが夫がその必要はないとのことで実行できません．糖尿病や高血圧の治療が十分できない事例かと思います．

低血糖の問題

糖尿病を伴う認知症患者の治療で最も危険性が高いことは低血糖発作であろうと思います．加賀利先生，低血糖発作を生じた事例を紹介していただけますか．

私が7年間診療している74歳，女性，アルツハイマー型認知症の患者です．50歳頃に糖尿病を指摘され糖尿病専門医のもとでインスリン製剤の注射と経口薬での治療が継続されていました．インスリングラルギン（ランタスXR注ソロスター®）を12単位，夫が夕方に注射し，経口薬はピオグリタゾン（アクトス®）15 mg夕食後，ボグリボース（ベイスン®）OD 3錠毎食前，テネリグリプチン（テネリア®）20 mg夕食後に服薬しています．低血糖発作を起こす1週前頃から夕方6時に寝てしまうので夕食を食べずインスリン注射や経口薬も服薬できない状態になっていました．そこでインスリンを含む糖尿病治療薬は全て朝に変更され（その時の随時血糖169 mg/dL，HbA1c 10.4%），入院前日朝に夫がいつものようにインスリン12単位の注射と経口薬を飲ませています．同日夕方から構音障害と歩行困難が出現するも夫はそのまま様子をみていたそうです．翌日にも意識の低下が継続していたことから救急外来受診になりました．血糖測定不可で低血糖発作と診断しブドウ糖補正を行いましたが意識の改善はなくJCSで3桁のまま経過しています．

本事例ではインスリンの過剰投与とはいえませんが経口糖尿病治療薬も2種類処方されており，最終的には低血糖性脳症による寝たきり状態になっています．低血糖発作出現の1週前の血糖は169 mg/dL，HbA1cも10.4%であり血糖は高値で推移していたものと推測されます．入院前頃から食事摂取が不規則になっており夕食を食べないこともしばしばあったようです．インスリン治療の継続が適切だったのか，夫へのインスリン注射の指導が十分であったのか，夫自身が低血糖症状に

ついてどれだけ理解をしていたのか，など問題の残る事例であろうかと思います．低血糖発作を起こした後から第3者がいろいろ問題点を指摘するのは適切ではないと思いますが本事例をみますと認知症患者に合併する糖尿病治療に関してパラダイムシフトを考えていかなければならないように感じています．

糖尿病を伴う認知症患者あるいは糖尿病患者で認知症を発症してきた場合，今までのお話を通じて糖尿病治療が難しいことがよくわかりました．ただし，実臨床では糖尿病をもっている認知症患者の多くは非認知症患者と同様に治療が比較的スムーズに進むのではないかと思います．ごく一部の患者で治療に難渋することがあるので，その場合に備えて対策スキルを身につけておくことを考えたらよいでしょう．

C 脂質異常症

疫学的には認知症発症に及ぼす脂質異常症の関与も注目されるところですが，本書の目的である認知症に伴う生活習慣病の治療との視点で話を進めていきたいと思います．

日本動脈硬化学会がまとめた動脈硬化性疾患予防のための脂質異常症診療ガイド2018年版をみますと，認知症に関連した記載はどこにもないようです．つまり，認知症患者でみられる脂質異常症の治療に関しては非認知症患者と大きく異なることはないといえるのだと思います．本ガイドの9 脂質異常症の治療[27)]の章の記述から一般的な薬物療法に関して以下に抜粋して呈示するとともに私の考えを述べていきます．
① 服薬が煩雑でない薬剤の選択，合剤の使用，自己負担額の軽減はアドヒアランス向上に繋がる（著者註：認知症診療では服薬管理を家

族や周囲の人々が行うとの原則を考えますと可能な限り1日1回の服薬で済む薬剤を選択したい）
② 運動療法は動脈硬化疾患の予防・治療効果がある（著者註：脂質異常症に限らず生活習慣病全般にわたって有効なことは明らかですが認知症，とくにアルツハイマー型認知症はなにもしなくなる病気です．運動するように伝えてもなかなか実行してくれません．レビー小体型認知症ではパーキンソン症状が進行すると運動が困難になります．血管性認知症で片麻痺が存在しているときには適量な運動を行えない場合が多いと思います）．
③ 高LDL-C血症が動脈硬化の重要な危険因子であり，LDL-Cの低下によって心血管イベントの抑制効果や総死亡率の低下，非心原性脳梗塞発症抑制効果を期待できる．
④ 高LDL-C血症に対する第一選択薬としてHMG-CoA還元酵素阻害薬（スタチン）が推奨される．単剤で十分な管理をできないときに併用療法を考慮する．そのなかでスタチンとエゼチミブ（ゼチーア®）またはレジンの併用が有効である．
⑤ 高リスク群の一次予防ではLDL-C 120 mg/dL未満を目標とする．二次予防では100 mg/dL未満を管理目標とする．

脳卒中治療ガイドライン2015[13]では，血管性認知症に対するスタチンによる発症抑制効果を示す報告，虚血性脳卒中患者における降圧療法と抗血小板療法にスタチンを加えた併用療法が認知機能低下の抑制効果を示す報告などが紹介されていますが，それ以上の言及はされていません．

結論として，現時点では認知症診療では脂質異常症の薬物療法に関しては非認知症患者と異なることはないということですね．

D 肺炎・誤嚥性肺炎

わが国の肺炎・誤嚥性肺炎の実態

ついで高齢認知症患者にみられる肺炎，誤嚥性肺炎について考えていきたいと思います．

図3A は，戦後間もない1947年から2018年までのわが国における主な死因別にみた死亡率の年次推移をみたものです［厚生労働省 平成30年（2018）人口動態統計月報年計（概数）の概況から引用］．長い間悪性腫瘍と心臓病，脳卒中が3大死亡原因となっていたのですが現在では「老衰」が第3位，肺炎は脳血管疾患についで第5位の死亡原因になっています．肺炎は1947年以降低下傾向にありましたが，1973年からは上昇傾向に転じ2011年には脳卒中を抜いて第3位になっ

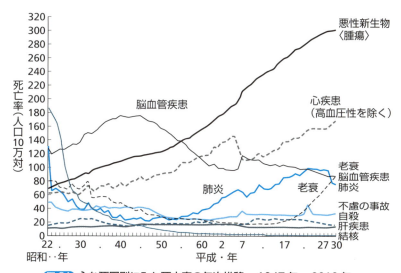

図3A **主な死因別にみた死亡率の年次推移ー1947年〜2018年ー**
（厚生労働省 平成30年（2018）人口動態統計月報年計（概数）の概況より引用）

たのです．しかし，その後「老衰」が死因病名として広く用いられるようになったことから，おそらく肺炎で死亡する者の死因病名が「老衰」に置き換えられることになり，その結果として減少してきているものと推測されます．一方，図3B に示す主な死因の割合をみますと，肺炎と誤嚥性肺炎を合計すると 9.7％に及んでいることが明らかとなり，やはり死因における肺炎・誤嚥性肺炎の重要性に変わりはないように思います．図4 は，2017 年までの年齢別肺炎・誤嚥性肺炎死亡率（10 万人対）を示したものです．75 歳を超えると肺炎ならびに誤嚥性肺炎による死亡が飛躍的に増加していることがわかります．75 歳を超えますと認知症に罹患する危険も当然高まってきますので認知症高齢者の死因とし肺炎，誤嚥性肺炎は重大な問題かと思われます．

外来のみで認知症患者を診療している場合には肺炎・誤嚥性肺炎の問題はあまり感じないかもしれませんが，訪問・在宅診療や病院，老人保健施設などで診療に従事している医師にとって肺炎・誤嚥性肺炎は診療する機会が多いと思われます．私が内科系病棟にて認知症ケア加算Ⅰで介入した 157 名の入院病名を調べたところ，肺炎・誤嚥性肺炎での入院

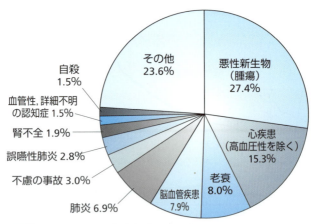
図 3B　主な死因の構成割合（2018 年）〔厚生労働省　平成 30 年（2018）人口動態統計月報年計（概数）の概況から引用，一部改変し作成〕

第 3 章 ● 認知症に伴う生活習慣病，身体合併症の治療

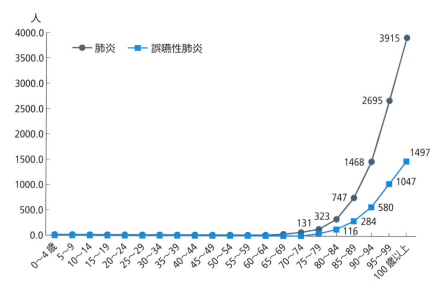

図4 年齢別にみた肺炎・誤嚥性肺炎死亡率（10万人対）
（2017年度人口動態統計から著者が改変作成）

が81名，肺炎と心不全の合併が5名みられ，全体の半数が肺炎・誤嚥性肺炎であり高齢者の入院の原因として肺炎・誤嚥性肺炎は大きな問題だと思っています．この入院患者における肺炎・誤嚥性肺炎については「第8章 入院認知症患者の治療と対応」で詳しく取り上げています．

医療・介護関連肺炎 NHCAP の概念とその治療

認知症の有無に関係なく高齢者でみられる肺炎について臨床医が知っておくべき事柄を解説してください．

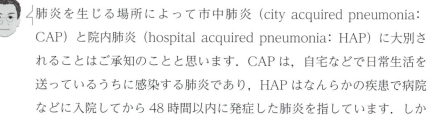肺炎を生じる場所によって市中肺炎（city acquired pneumonia: CAP）と院内肺炎（hospital acquired pneumonia: HAP）に大別されることはご承知のことと思います．CAP は，自宅などで日常生活を送っているうちに感染する肺炎であり，HAP はなんらかの疾患で病院などに入院してから48時間以内に発症した肺炎を指しています．しか

しながら認知症を含む高齢者では，自宅と病院との中間的施設である老人保健施設など介護系施設，医療関連施設に入所していることがあり，それらの施設で発症する肺炎はCAPとHAPの両方の要因をもつことから2005年に発表されたHAP診療ガイドライン[28]のなかで医療ケア関連肺炎（healthcare-associated pneumonia: HCAP）として独立した概念で扱うべきであると提唱されています．わが国では独自の医療・介護制度が存在していることから医療・介護関連肺炎（nursing and healthcare-associated pneumonia: NHCAP）と呼ぶほうが適切と考えられ，日本呼吸器学会から医療・介護関連肺炎診療ガイドラインが[29]刊行されています．図5にCAPとHAP，NHCAPの関係を図示しています．おそらくNHCAPには高齢者における誤嚥性肺炎を中心とする予後不良な肺炎と抗菌薬使用や日和見感染に伴う耐性菌肺炎が数多く含まれるものと思います．

海老手先生，この医療・介護関連肺炎診療ガイドラインで述べられている肺炎についてもう少し詳しい解説をお願いできますか．

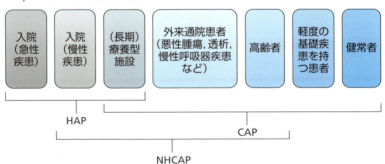

◆高齢者は，病院と市中の中間に位置する介護施設などの医療・介護関連施設に入所しており，肺炎も市中肺炎（CAP）と院内肺炎（HAP）両者の特徴を持つ．ここから医療・介護関連肺炎（NHCAP: nursing and healthcare-associated pneumonia）の概念が導入された．

図5 CAPとHAP，NHCAPの関係（日本呼吸器学会　医療・介護関連肺炎（NHCAP）診療ガイドライン作成委員会，編．医療・介護関連肺炎診療ガイドライン．2012．第2章　図2-6を一部改変して作成）

このガイドラインの第2章NHCAPの定義をもとに話を進めていきたいと思います．NHCAPの多くは高齢者肺炎であり，いわゆる誤嚥性肺炎が重要な位置を占めています．そのために抗菌薬治療のみならず発症予防対策（ワクチン接種など）が重要になってきます．表7 にHHCAPの定義を示しました．大きく分けて4つのパターンがあるようです．まず長期療養型病床群あるいは介護施設に入院している高齢者に発症した肺炎となります．これには精神病床も含まれるとされています．ついで90日以内に病院を退院した高齢者が該当します．この分類の詳細な説明がないのでわかりづらいのですが，おそらく入院中に抗菌薬治療を受けた既往のある高齢者にみられる耐性菌肺炎を指しているのでしょうか．3番目は介護を必要とする高齢者や障害者に生じるものです．ここでいう介護とは，限られた自分の身の回りのことしかできない，日中の50％以上をベッドか椅子で過ごすが目安となっています．最後は継続して血管内治療（透析や化学療法，免疫抑制剤などによる治療）を受けている患者に生じた場合です．免疫能の低下や日和見感染に由来したものでしょうか．

表7 NHCAPの定義と主な発症機序

NHCAPの定義（以下の1項目を満たす）
1. 長期療養型病床群もしくは介護施設に入所している（精神病床含む）
2. 90日以内に病院を退院した
3. 介護を必要とする高齢者，身障者
4. 通院で継続的に血管内治療（透析，抗菌薬，化学療法，免疫抑制剤などによる治療）を受けている

NHCAPの主な発症機序
1. 誤嚥性肺炎
2. インフルエンザ後の二次性細菌性肺炎
3. 血管内治療による耐性菌性肺炎（MRSA肺炎など）
4. 免疫抑制剤や抗癌剤にて発症した日和見感染症としての肺炎

（日本呼吸器学会　医療・介護関連肺炎（NHCAP）診療ガイドライン作成委員会，編．医療・介護関連肺炎診療ガイドライン．2012．第2章　表2-1，表2-2を一部改変して作成）

表7 の下に NHCAP の主な発症機序を示しました．認知症診療におけるNHCAP の多くは誤嚥性肺炎であろうかと思います．これにインフルエンザ後細菌性肺炎も季節によっては数多く発生するものといえます．

海老手先生，医療・介護関連肺炎 NHCAP の治療について解説をお願いします．

医療・介護関連肺炎診療ガイドラインでは，患者の病態が比較的均一な CAP や HAP と異なって NHCAP は，背景となる居住環境や基礎疾患，合併症が大きく異なるので重症度を規定できないことから「治療区分」という概念を用いて治療の場を設定しています．入院治療が必要か否かの判断は，基礎疾患や合併症，栄養，活動性，精神状態，家族などの援助の具合などを総合的に判断することで決定します．

肺炎患者を診察した医師が NHCAP であると診断したとき，以下の4つの治療区分を決定します 表8 ．外来治療が相当であると判断された患者は A 群と規定されます．NHCAP では薬剤耐性菌の関与が重要となりますが薬剤耐性菌関与のリスク因子として90日以内に抗菌薬の投与を受けていない，経管栄養をされていないことの2つを規定しています．抗菌薬投与歴は90日以内に広域の抗菌薬が2日以上使用された場合を指しています．B 群はこれら2つの因子がない場合であり，

表8 NHCAP の治療区分の考えかた

A 群：外来治療が相当である患者
B 群：入院治療が必要であるが薬剤耐性菌関与のリスクがない患者
C 群：入院治療が必要であり薬剤耐性菌関与のリスクがある患者
D 群：ICU での集中治療あるいは人工呼吸管理のいずれか，または両方が必要な重症例

(日本呼吸器学会　医療・介護関連肺炎（NHCAP）診療ガイドライン作成委員会，編．医療・介護関連肺炎診療ガイドライン．2012．第3章　治療区分の考え方，から作成)

C群はそれらのいずれかあるいは両方を満たす場合と規定しています．MRSAが以前に分離された既往があるときにはC群と判断します．D群は，ICUでの集中治療あるいは人工呼吸管理のいずれかまたは両方が必要な重症例です．

しかしながら，最終的な治療選択を含めた医療面の多くは主治医の判断に委ねられることが多く，高齢認知症患者にみられる長期的な改善を期待できない肺炎あるいは終末期にみられる繰り返す肺炎などに対してどこまで治療介入を行うか，治療の継続の適否などに関しては議論の決着がついていない課題といえるでしょう．

NHCAPの原因菌としては，耐性菌リスクのない場合には肺炎球菌ならびにMSSA，グラム陰性腸内細菌（クレブシエラ菌，大腸菌など），インフルエンザ菌，口腔内連鎖球菌などがあり，耐性菌リスクのある場合にはこれらに加えて緑膿菌やMRSA，アシネトバクター属などが想定されます．抗菌薬の選択に関しては省略しますので，このガイドラインを直接読んでみて下さい．

NHCAPと診断した際，入院の必要性をどう判断したらよいのでしょうか．入院の判断基準のようなものがあるのでしょうか．

先ほどもお話ししたようにこのガイドラインでは，入院の適否は，肺炎の重症度だけではなく，その患者のもつ基礎疾患や合併症，栄養状態，精神的・身体的活動性の状態，家族らの援助の状況などの社会的条件などを総合的に考え入院の是非を決定する，と述べています．ただし肺炎自体の重症度評価のために日本呼吸器学会から提唱されている重症度分類のA-DROP分類[30]やI-ROAD[31]などを用いてその患者に適した重症度判定を行い入院の必要性の判断材料とすることも記載されています．前述の総合的にとの文言は抽象的なことから画一的な入院条件を導き出すことは困難だろうと思います．結局，肺炎と診断した医師の個々の判断によることが多いように感じます．

誤解を受けることを覚悟して述べますが，病院勤務のほとんどの医師は外来診察で肺炎と診断した高齢者に対してまず入院治療を勧めるでしょうし，診断を受けた患者家族も入院を希望することが多いのではないでしょうか．80歳を超えた高齢者肺炎を在宅のまま治療することに対して多くの医師は躊躇するのが現実ではないかと思います．私は，場合によっては在宅での肺炎治療も選択肢の一つとして考えてもよいように思っていますが，まだその具体的な理念や筋道などに関して定まった考えの確立に至っていないのが実情です．

高齢者の誤嚥性肺炎

では，高齢者に多い誤嚥性肺炎について教えてください．

医療・介護関連肺炎診療ガイドラインでは第8章に誤嚥性肺炎を取り上げていますので，その概略を以下に箇条書きで抜き出してみます．具体的な文献はこのガイドラインを当たってみてください．
① 前述のNHCAP（慢性期医療機関や介護施設などで発生する肺炎）のなかで誤嚥性肺炎がどのくらい含まれているのかに関して，わが国や海外でのエビデンスは十分ではありません．ただし，多くの報告を総合的に勘案すると，わが国のNHCAPの多くに誤嚥性肺炎が含まれている可能性が高いようです．
② 嚥下障害，誤嚥が関連する経口摂取困難がNHCAPのリスク因子であり，基礎疾患として中枢神経疾患（脳血管障害や中枢性変性疾患，パーキンソン病など）や認知症が重要とされています．
③ 誤嚥性肺炎の診断は日本呼吸器学会の成人院内肺炎診療ガイドラインの定義，診断手順に準拠する（本書では詳細な言及をしないので興味のある読者は該当するガイドラインを参照されたい）．嚥下障害や誤嚥の検出に嚥下機能検査を行うのが望ましいが，高齢者では検査の際に誤嚥を生じる危険性があることからベッドサイドで施行

できる嚥下機能検査を優先します.

④ 誤嚥性肺炎では,口腔内常在菌や嫌気性菌の関与が強く疑われるためこれらに有効な薬剤が優先的に選択されます.

⑤ 誤嚥性肺炎は,背景に嚥下障害が存在することから誤嚥から肺炎を繰り返す可能性が高い.嚥下リハビリテーションを並行して進めていきます.

⑥ 23価肺炎球菌ワクチン(PPV)接種がNHAP(介護施設関連肺炎)に有効性を示すわが国のエビデンスがあることから誤嚥性肺炎の予防の視点でPPV接種が推奨される〔著者註:このエビデンスは,高齢施設入所者1,006名をPPV接種群(502名)とプラセボ群(504名)に分け3年間追跡したわが国の多施設共同無作為化二重盲検比較試験[32](主要評価項目は肺炎球菌性肺炎の発症とすべての肺炎の発症)です.すべての肺炎は接種群で63名(12.5%),プラセボ群で104名(20.6%),肺炎球菌性肺炎の発症は接種群で14名(2.8%)に対しプラセボ群37名(7.3%)といずれも接種群で有意に低値を示しています〕.

⑦ 口腔ケアによって常在菌の減少が期待でき不顕性誤嚥による肺炎の発症を減らすことが可能となるのです.

⑧ 誤嚥性肺炎予防のための胃瘻造設に関しては肺炎予防のエビデンスはなく,経鼻胃管と同等の肺炎発症頻度であり肺炎予防策として推奨されない.

⑨ 脳梗塞後で誤嚥リスクが高い患者では,ACE阻害薬やシロスタゾールが肺炎発症の抑制効果を報告されており誤嚥性肺炎の予防に有効性を期待できる.

一方,日本耳鼻咽喉科学会編による嚥下障害診療ガイドライン2018年版[33]をみますと,

① 認知症患者における肺炎の発症に誤嚥が関与しているという根拠は明らかではない.

② アルツハイマー型認知症に伴う嚥下障害に対する誤嚥対策は肺炎発症の予防に必ずしもつながらない[34]
③ 経皮内視鏡下胃瘻造設術 PEG を含むいずれの代替栄養法においても唾液誤嚥などによる嚥下性肺炎の予防にはなり得ず，嚥下性肺炎の危険性を常に念頭におく必要がある．
④ レボドパ製剤は，嚥下障害に対して口腔・咽頭移送時間，誤嚥を指標としたメタ解析において嚥下機能改善に寄与しない[35]．
⑤ 嚥下反射の改善によって嚥下機能を改善するとされる薬剤として，ACE 阻害薬，シロスタゾール，ニセルゴリン，半夏厚朴湯がある．いずれも末梢サブスタンス P を増加させることで嚥下運動を惹起する．ACE 阻害薬は，誤嚥性肺炎や死亡率に関して見解が分かれた文献がみられる．その他の薬剤は，質の高い無作為化比較試験はなくその有効性は不確定である．

日本耳鼻咽喉科学会から提唱されている嚥下障害診療ガイドライン 2018 年版の内容はかなり厳しいものであり，認知症患者における嚥下障害や誤嚥性肺炎の予防あるいは治療に関して悲観的な印象を受けざるを得ないと感じるかもしれませんね．

高齢認知症患者にみられる肺炎の問題

肺炎の治療は概して入院し抗菌薬の点滴が主体になるかと思いますが，高齢認知症患者の肺炎，誤嚥性肺炎も同様に入院治療が原則と考えてよいのでしょうか．実臨床の立場から加賀利先生，入院治療に関してコメントはありますか．

肺炎あるいは誤嚥性肺炎と診断されますと入院治療，そして絶食，点滴施行になることが多いと思います．高齢認知症患者が肺炎，誤嚥性肺炎で入院した場合の好ましくない経過を 図6 に示しました．入院加療に

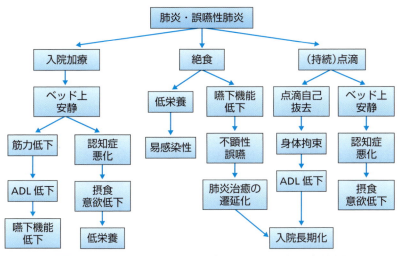

図6 高齢認知症患者で肺炎・誤嚥性肺炎を生じた後の臨床経過

よってベッド上安静を強いられ，その結果として筋力や日常生活動作が低下し嚥下機能の低下を招きます．また安静にすることで刺激が少なくなり認知症の悪化，さらに摂食意欲の低下が進み低栄養となってきます．肺炎で入院しますと多くは絶食を指示され，その結果，低栄養が進み感染しやすくなってきます．また絶食が長期に及ぶと嚥下機能の低下は必発でありその結果として不顕性誤嚥，肺炎治癒が遷延化し長期入院の原因となってしまいます．絶食になるとまず水分補給のために点滴が開始されますが，24時間持続点滴になりますと患者によっては点滴の自己抜去を起こします．その結果，上肢抑制やミトン装着などの身体拘束がなされ日常生活動作の低下を招き，運動機能のリハビリテーションなども開始されることで入院が長期化する可能性が高くなります（急性期病院などでは歩行能力が低下した状態のまま後方病院への転院や介護系施設への入所を余儀なくされてしまうかもしれません）．点滴のためにベッド上での安静が長引くにつれて認知症の悪化もみられさらに摂食意欲の低下が進む，などの悪循環に入ってしまうことが少なくありません．肺炎に限らず高齢認知症患者を安易に入院させると，最終的には日常生活動作の低下や認知症自体の進行・悪化を惹起する危険性があると

考えるのは私だけでしょうか．

高齢認知症患者の入院は確かに難しい問題だと思います．ついで高齢者，とくに高齢認知症患者の肺炎・誤嚥性肺炎に対する抗菌薬治療についてうかがいます．

医療・介護関連肺炎 NHCAP は高齢者の場合がほとんどであり，基礎疾患を複数もち日常生活動作 ADL や全身状態が不良なことが多いわけです．さらに腎機能が低下をしていることも多いので腎排泄型の抗菌薬を使用する際にはその患者の腎機能を評価することが必須となっています．わが国では日本人向け GFR 換算式[36] が提唱され eGFR として利用されています．高齢者における個々の抗菌薬の投与量については本書の目的からやや外れることから省きますが，アミノグリコシド系抗菌薬を使用する際にはとくに腎毒性に注意することが求められます．

前述の医療・介護関連肺炎診療ガイドライン 第 8 章 誤嚥性肺炎をみますと，繰り返しになりますが誤嚥性肺炎は口腔内常在菌や嫌気性菌の関与が強いのでこれらに有効な薬剤を優先的に選択するように述べられています．当然，原因菌の同定を進めそれが判明した時点でより有効性の高い薬剤を選択することになるかと思います．

E 心不全

高齢認知症患者にみられる心不全の治療も実臨床では大きな問題になるかと思いますが，海老手先生はどのように考えていますか．

日本心不全学会ガイドライン委員会から出されている高齢者心不全患者の治療に関するステートメント[37] をみますと，高齢者の心不全は若

年者に比して収縮能が保たれた心不全（heart failure with preserved ejection fraction）が多く，背景に多彩な合併症を有することや加齢による心室コンプライアンスの低下などによって軽度の収縮能低下でも心不全をきたしやすいことが指摘されています．高齢者では併存症・合併症が多く，①感染症，貧血，腎不全，脳梗塞，認知症，ロコモティブ症候群，閉塞性肺疾患，悪性疾患などの全身要因，②心筋虚血，不整脈などの心臓要因，③β遮断薬，抗不整脈薬，非ステロイド系解熱鎮痛薬などの薬物要因，④過剰輸液や輸血などの医療要因，⑤減塩や水分制限の不徹底，肥満，服薬コンプライアンス不良，運動過多・不動，ストレス，うつ状態などの生活要因が複雑に絡み合った結果として心不全を呈してくると考えられます．また，進行した認知症を合併していたり著しく身体機能が低下したりしている心不全患者などで，どの程度まで併存症を精査し，治療するかは個々の症例に応じて全体像から臨床判断をするべきである，と述べられています．さらに治療に関して，認知症や脳血管障害などの合併が服薬遵守を困難にしており，高齢心不全患者に従来の心不全ガイドラインをそのまま適応することにはしばしば無理がある，とも指摘しています．しかしながら，このステートメントでは，認知症患者を焦点に当てた治療について具体的な言及は見当たりません．

実臨床で認知症患者に合併した心不全治療にはいくつかの問題点があることを経験します 表9 ．

① 認知症では，自分の能力低下あるいは自己の状態に対する認識ができづらくなってきます．心不全に関しても同様であり心不全という病態を理解できないことから，初期心不全の徴候を周囲に訴えることが少ない．対策としては，毎日体重を計る，補助診断ツールとしてナトリウム利尿ペプチド（BNP）の測定（BNP100 pg/mL以上の場合には治療対象となる可能性）などが求められることになります．

② 動悸や息切れ，呼吸困難，むくみといった典型的な心不全の徴候を

表9 認知症患者に合併した心不全治療の問題点

- 本人が心不全の症状を理解できない. そのために初期の心不全の徴候を自ら訴えることが少ない.
- 典型的な心不全の徴候を訴えないことが多い. 発熱や動きが悪いなどを契機に受診し胸部X線像を撮影することで発見されることが少なくない.
- 入院, 在宅を問わず安静を保つことができない. 安静などを目的に身体拘束をされることもある.
- 塩分制限をできない, 制限する意味がわからず, 無理に制限すると味付けで苦情を訴える. 介護施設などでは厳密な塩分制限を実施することが難しい場合が多い.
- 水分制限をできないことが多い. 制限することの意味を理解できず欲するままに水分を摂ってしまう.
- 入院加療を繰り返す事例が少なくないが, 入院による認知症症状の進行悪化, 筋力低下, 日常生活動作ADLの低下を招くことが多い.

呈する患者もいますが, 私の経験では発熱や食欲不振, 体動が少ないなどの状態で医療機関を受診し, 胸部写真を撮影することで心不全の存在が明らかになる患者も少なくないように感じています.

③ 心不全の治療では安静を保つことが重要ですが認知症患者では入院, 在宅での治療を問わず長時間安静を保つことが困難になることが少なくありません. 入院患者では安静目的で身体拘束をなされることも多く, その結果として認知症症状の進行悪化, 日常生活動作ADLの低下を招くことになります.

④ 塩分制限を実施することが難しい場合もあります. とくに介護施設で厳密な塩分制限を行うことを期待するほうが無理なことかもしれません.

⑤ 水分制限もまた厳密に行うことが難しいのではないでしょうか. 入院中は看護師らの見守りや飲水物をたやすく手に入れられる環境にないことからある程度の水分制限を行うことは可能でしょうが, 自宅では冷蔵庫内に飲水物が豊富にあることが多いので勝手気ままに飲水をしてしまうリスクがあるかと思います.

⑥ 高齢者では慢性心不全となることが多く，入退院を繰り返すことで認知症の進行悪化，筋力低下（サルコペニア），日常生活動作の低下（フレイル）などの問題が山積してくると予想されます．

このような事例がみられます．

84歳，女性，心不全を伴うアルツハイマー型認知症

食事をしたことを忘れる，娘の仕事場に頻繁に電話を入れる，誰が来て物を置いていったなどの言動がみられ2年前にアルツハイマー型認知症と診断し抗認知症薬を開始しています．1年後に発作性心房細動による心不全で他院に入院になりました．その後，かかりつけ医のもとで利尿薬（フロセミド80 mg分2）の服薬にて治療を継続していますが日中ひとりになることが多く水分制限ができず勝手気ままに飲水をしてしまいます．あるとき軽度脳梗塞で入院になったので入院中は水分を1日700 mLに制限しそれ以外の飲水を禁止しました．その結果，入院時体重61kg（身長147cm）が1カ月後には57kgに減少し心機能の改善もみられ退院となっています．しかし退院後は自宅で飲水行動を制限できず退院1週後の再来では体重が59kgに戻っていました．

入院中は強制的に水分制限ができるのですが自宅に戻ると心不全をもっていることや，水分制限が必要なことを理解できないことから本人が欲するままに水分を摂ってしまい今後の心機能の悪化が懸念されます．

認知症患者の心不全の治療に関しては，基本的なスタンスは非認知症患者の心不全と異なることはないと考えてよいようですね．ただし，認知症患者では病識が乏しいことから治療を進める上での支障が目立つ可能性があると解釈してよいようです．

F 歩行障害

アルツハイマー型認知症の歩行障害とその治療

次に認知症患者にみられる歩行障害について考えてみたいと思います．認知症疾患自体に由来する歩行障害はおそらくレビー小体型認知症でみられるパーキンソン症状と，血管性認知症に伴う片麻痺などによる運動障害と血管性パーキンソニズムだろうと思います．認知症患者に歩行障害を伴うとき，実臨床で考えるべきことを教えてください．

診察にてアルツハイマー型認知症と診断した患者について認知症が軽度から中等度，やや高度の段階で歩行障害の存在を確認できるときには，アルツハイマー型認知症以外の原因で歩行障害を起こしているのではないかと考えるべきです．8,000名以上の患者を診療してきた私の経験では，脊柱管狭窄症や変形性膝関節症などの整形外科的疾患が原因となっていることが多いように感じています．薬剤性の歩行障害の可能性も忘れてはなりません．常に服薬歴を確認するよう心がけたいものです．
　アルツハイマー型認知症に脳血管障害の既往がありますと当然歩行障害を含む運動障害を伴ってきます．この場合，診断の問題として脳血管障害を伴うアルツハイマー型認知症なのか，純粋な血管性認知症なのかあるいは混合型認知症の範疇なのかの鑑別が重要になりますが，本書の目的外ですのでこれ以上の言及はしません．もうひとつ，実臨床で判断に困る歩行障害としてフレイルあるいはサルコペニアに起因すると思われる患者がしばしばみられることです．歩行障害の原因を精査するのですが原因の同定に至らずフレイルかなと考え，それで納得してしまうことがしばしばあります．このあたりの問題については私もまた十分な考えを確立できていないのが本当のところです．アルツハイマー型認知症が高度の段階でみられる歩行障害は，原疾患に伴う錐体外路徴候の出現や

失行の可能性を考えるとよいでしょう．

アルツハイマー型認知症が進行した段階で出現する歩行障害の原因として錐体外路徴候があるとのことですが薬物療法はあるのでしょうか．

この段階でみられる錐体外路徴候は，いわゆるパーキンソン症状に類似しています．そこで抗パーキンソン病薬をトライする考えが浮かぶかと思います．私もこの徴候に対してレボドパ製剤を処方したことがありますがほとんどの患者で薬効を確認することができませんでした．脳神経細胞の壊死に加えておそらく失行の要因も加味された病態であり薬物療法を期待することは難しいと思います．

レビー小体型認知症の歩行障害とその対策

次にレビー小体型認知症に伴う歩行障害とその治療について解説をお願いします．

図7 は，レビー小体型認知症初診時の各症状の出現頻度を調査した結果を示したものです．パーキンソン症状は63.4％の患者にすでに初診の時点で認められていることがわかります．ただし，その軽重はいろいろであり，日常生活に支障をきたさない程度の動作緩慢あるいは安静時振戦が主体ならば，しばらく経過をみていくだけでよいと思います．問題はなんらかの薬物療法を援用しなければならないパーキンソン症状の場合だろうと思います．一般的にパーキンソン病の治療は薬物療法とリハビリテーションの2つです．ここでは薬物療法について述べていきます．

レビー小体型認知症でみられるパーキンソン症状に対してはレボドパ製剤をまず選択します．レビー小体型認知症の臨床診断基準2017年改訂版[38]では，レビー小体型認知症に伴うパーキンソン症状は，いわゆるパー

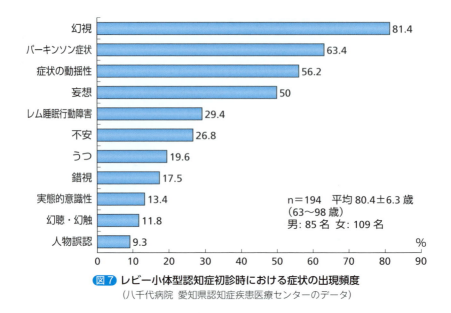

図7 レビー小体型認知症初診時における症状の出現頻度
（八千代病院 愛知県認知症疾患医療センターのデータ）

キンソン病に比べてドパミン補充療法の効果に乏しく精神症状を増悪させる可能性があると指摘していますが，同時に患者によってはレボドパ製剤の少量からの開始と漸増によって運動障害を最小限に抑える効果を期待できるかもしれないとも述べています．

レビー小体型認知症でみられるパーキンソン症状に対するレボドパ製剤の臨床効果を検討したRCTはありません．オープンラベル試験では，レボドパ製剤への反応はさまざまでいわゆるパーキンソン病に比して臨床効果に乏しく効果の持続時間も短いとする報告[39]や幻視などの精神病症状の悪化を招くとの報告[40]もみられます．

開始用量は少量から開始し漸増するのが原則です．具体的にはレボドパ製剤として1日150 mg 毎食後の服薬から開始します．最も注意すべき副作用は，悪心や嘔吐，食欲不振，胃部不快などの消化器症状です．レビー小体型認知症の患者でもこの副作用のために服薬継続が困難なことが少なくありません．開始時にこの副作用が出現する可能性があること，その防止のためには食直後に服薬すること，もし出現したときには食事を半分摂りその後に薬を飲んでさらに残りの食事を摂ると副作用の

軽減に繋がることを説明しておきます．ドンペリドン（ナウゼリン®）はレボドパ製剤服薬時の消化器症状に対して保険適用を取得しているので併用することも可能です．レボドパ製剤投与時には1回5〜10mg，1日3回食前経口投与とされています．レボドパ製剤が150 mgでの服薬が可能ならば1日300 mgに増量します．私は，症状が多少なりとも軽減したならば概ね1日300 mgでしばらく経過を診ています．その後，増量をするにしても1日最大量を600 mg前後に設定するのがよいかと考えています．

レビー小体型認知症では，レボドパ製剤以外の抗パーキンソン病薬の使用は可能な限り避けたほうがよいとの意見がありますが，パーキンソン病が先行し何年か経て認知症を続発してくるいわゆる認知症を伴うパーキンソン病PDDでは，すでにドパミンアゴニストをはじめとする多数の抗パーキンソン病薬が処方されていることが多いと思います．レビー小体型認知症とPDDの背景病理が同一であるとの観点から考えますと，レビー小体型認知症でもドパミンアゴニストなどを使用してもよいことになるのでしょうか．あるいはパーキンソン病の患者が認知症に進展した際にはドパミンアゴニストなどを止めるほうがよいのでしょうか．

ご指摘のようにレビー小体型認知症とPDDとの間での薬剤選択の不整合性に関しては私も以前から疑問を感じているのですが，これに対して明確に回答している書籍や論文はないと思います．結局のところ，レビー小体型認知症でも慎重にそして少量からドパミンアゴニストなどを使用してもよいのではないかとも考えるのですがいかがでしょう．

加賀利先生，易転倒性を含めたパーキンソン症状に対する介護指導をどう進めたらよいのでしょうか．

パーキンソン症状に由来する易転倒性への対策

表10 にパーキンソン症状に由来する易転倒性への対策を示しました．

① 椅子や布団からの起居動作や階段昇降の際にとくに注意が必要となります．レビー小体型認知症は，パーキンソン症状とともに起立性低血圧あるいは一過性意識消失発作を伴うことが少なくありません．立ち上がりなどの起居動作をゆっくり行うよう指導します．患者の後方からの声かけは振り返る際に姿勢保持を崩し転倒の原因となるので避けるべきです．声かけは患者の正面に立って行うようにします．階段の昇降は昇りよりも降りのほうが危険性の高いことを理解しておくとよいでしょう．降りる際にはエスカレーターよりもエレベーターのほうがはるかに安全でしょう．

② 室内で滑りやすい，つまずきやすいものをなくすことも重要です．マット類の除去，コード類は壁際にまとめるなどの環境整備が求められます．

③ 転びにくい整容や服装を心がけます．裾は短めにしてスリッパやサンダルの使用は避けます．転倒防止用の靴下を履くとよいでしょう．

表10　易転倒性，パーキンソン症状に対する介護指導の内容

- **椅子や布団からの立ち上がりや階段昇降でとくに注意が必要**
    起立性低血圧や姿勢反射障害を考えて後方から声をかけない，椅子や布団からゆっくり立ち上がるよう指導する
- **室内で滑りやすい，つまずきやすいものをなくす**
    マット類の除去，コードは壁際にまとめる，床や畳に物を置かない
- **服装や整容を考える，転びにくい服装**
    裾は短め，サンダルやスリッパなどは避ける，両手が使えるよう工夫
- **夕方から夜間の環境整備**
    照明などを早めにつける，周囲の見守りの時間帯を多くする
- **自宅内をバリアフリーに改修する**
    浴室や階段，廊下には手すりを設置する，段差をなくす
- **外出時，家族が手を引くことで転倒予防を心がける**

転んだときに両手が使えるようにバッグなどを手にもたないようにします．
④ 夕方早めに室内の点灯を心がけ足元が暗くならないようにします．夜間はどうしても視覚情報が乏しくなることから転倒の危険性が高まります．夜間にトイレに行く際も要注意です．ポータブルトイレの利用も選択肢の一つになります．
⑤ 金銭的な問題がクリアできるならば自宅内をバリアフリーに改修するとよいでしょう．浴室や階段，廊下などには手すりを設置し，つたい歩きができるように工夫します．
⑥ 歩行障害が進んだ段階での患者ひとりでの外出は極力避けるようにします．歩行障害のために路上で転倒する患者も少なくありません．家族が手を引きながらゆっくり一定のペースで歩くよう心がけます．パーキンソン症状をもつ患者はペースの急激な変化に対応できないことが多いことを理解してもらうよう指導します．

血管性認知症の歩行障害

血管性認知症の病型の一つである細血管病変に伴う認知症では，血管性パーキンソニズムを呈することが少なくありません．これが原因となって転倒する患者もしばしば経験します．有効な薬物療法はあるのでしょうか．

一般的には血管性パーキンソニズムに対する抗パーキンソン病薬の効果は乏しいとされています．しかし高齢者では，血管性パーキンソニズムと同時にいわゆるパーキンソン病変を伴っている可能性を完全に排除できないことから治療的診断として抗パーキンソン病薬をトライする場合もあるかと思います．

G 排尿障害（尿失禁・頻尿）

知っておきたい排尿障害の基礎知識

認知症患者の排尿障害，とくに尿失禁は介護を進める上で家族や周囲の人々に大きな負担のかかる問題だと思いますが，海老手先生，排尿障害あるいは尿失禁の分類，原因などについて認知症診療の立場から解説をお願いします．

排尿障害は，排出障害と蓄尿障害に大別されています．前者の代表が前立腺肥大症であり，後者では尿失禁や過活動膀胱があげられます．また実臨床では排出症状と蓄尿症状，排尿後症状に分けて考えると理解しやすいと思います．排出症状には尿勢低下や尿線途絶，排尿遷延などがあります（前立腺肥大症にしばしばみられるものです）．蓄尿症状には頻尿（昼間，夜間）と尿意切迫感（突然生じる抑えきれない尿意），遺尿（尿が無意識に出てしまう，夜尿など）に尿失禁が含まれます．泌尿器科的に頻尿は1日8回以上の排尿がある場合を指すそうです．夜間頻尿は夜間に1回以上の排尿だそうですが，通常は2回以上を夜間頻尿とよんでいます．

尿失禁には，
① 腹圧性尿失禁：咳やくしゃみ，重いものを持ち上げる際に腹圧が上昇した結果として生じる尿失禁．女性に多い．尿道に問題のあることが多い．
② 切迫性尿失禁：強い尿意切迫感に伴って尿をこらえきれずに失禁してしまう．過活動膀胱でみられやすい．
③ 混合型尿失禁：腹圧性尿失禁と切迫性尿失禁が混在した病態．
④ 機能性尿失禁：下部尿路機能は正常ですがトイレに間に合わない，トイレの場所がわからない，排尿に対する無関心などが原因で生じ

る失禁．
⑤ 溢流性尿失禁：尿がだらだらと漏れ出てくる状態．排出障害で排尿がうまくいかない．前立腺肥大症などでみられることがありますが，私はさらに
⑥ 心因性尿失禁：なんらかに心理機制が原因で生じている尿失禁を加えたいと考えています．

排尿後症状には残尿感が含まれます．

在宅あるいは施設入所にかかわらず認知症患者の尿失禁は介護を進める上で大きな負担になるかと思います．認知症診療で尿失禁の原因となる主な泌尿器科的疾患あるいは病態にはなにがあるのでしょうか．

おそらく男性ならば前立腺肥大症，女性ならば腹圧性尿失禁，男女共通としては過活動膀胱（overactive bladder：OAB）と神経因性膀胱（神経因性下部尿路機能障害）の4つではないでしょうか．個々の疾患の解説は本書の目的ではないのでここでは認知症診療に関係する項目だけを述べていきたいと思います．
① 前立腺肥大症：前立腺の良性腫大による下部尿路機能障害であり，主として排出障害（尿勢低下や排尿遷延など）を生じますが蓄尿障害（頻尿など）もみられることがあります．加齢に伴い増加する疾患ですので高齢の男性認知症患者でも身体症状として重要になってきます．
② 腹圧性尿失禁：咳やくしゃみ，労作時や運動などによって不随意に尿が漏れてしまう状態です．女性に多く肥満や加齢，便秘，骨盤内手術の既往がリスク因子といわれています．高齢女性認知症患者ではよくみられる病態といえますが，この原因による尿失禁は割に見逃されている可能性があるように感じています．
③ 過活動膀胱：尿意切迫感（急に尿意を感じる）を主症状とし頻尿と

尿失禁を伴う病態全般を指すものです．病因は多様で神経因性と非神経因性に大別されますが，原因を明確に同定できない場合が多いようです．いずれにしても排尿筋の不随意な収縮が背景にあって尿失禁をきたすものと思われます．

④ 神経因性尿失禁：これは，中枢性あるいは末梢性神経障害が原因となって下部尿路機能に異常をきたし尿失禁や尿閉を生じているものです．前頭葉や大脳基底核は，排尿の随意的（抑制的）コントロールの中枢をなしており，これらの病変にて排尿筋過活動などをきたし頻尿や尿失禁などの蓄尿障害がみられます．ただし促進的コントロールも行っていることから，これらの障害で排尿筋無収縮などをきたし尿閉や排尿困難も生じうるのです．前頭葉病変をもつ血管性認知症でしばしばみられる病態ですが，認知症が進んだアルツハイマー型認知症やレビー小体型認知症でも出現する可能性はあるようです．

認知症診療で使用される薬剤のなかで排尿障害の原因となるものはあるのでしょうか．

抗認知症薬のなかでコリンエステラーゼ阻害薬はいずれも末梢性コリン作動性作用を有することから蓄尿症状，特に尿失禁を起こす可能性があります．コリンエステラーゼ阻害薬を服薬している患者が頻繁にトイレに行く際にはこの副作用を考慮しなければならないと思います．多くの抗精神病薬や睡眠薬は抗コリン作用をもつことで膀胱弛緩作用がみられ末梢性の排出障害，つまり排尿困難をきたしうるのです．レビー小体型認知症のパーキンソン症状にドロキシドパや MAO-B 阻害薬を使用すると α 受容体を刺激し排尿困難をきたすことがあります．認知症患者で排尿障害をみたときには薬剤性排尿障害を除外することが重要になります．

認知症疾患診療ガイドライン 2017 では，認知症患者にみられる排尿障害についてどのような記載になっているのでしょうか．

認知症疾患診療ガイドライン 2017 の CQ3C-11 排尿障害の対応をどのように行うかの解説・エビデンス[41]では，「認知症では，機能性尿失禁と切迫性尿失禁が多い．認知症では，①トイレに行けない，②トイレの場所がわからない，③放尿する，④ズボンを下ろせない，⑤トイレへ行く意欲がなくなるなどによる機能性尿失禁を呈することが多い」と記載されています．

血管性認知症やレビー小体型認知症では運動障害が同時に存在することから，トイレに間に合わずに失禁してしまうことがあります．運動・歩行障害による尿失禁です．

前述しましたように認知症患者にしばしばみられる排尿障害の原因としては過活動膀胱と神経因性膀胱，男性ならば前立腺肥大症が考えられます．いずれも泌尿器科での診察でその存在の有無を確認することが可能です．

私の臨床経験では，認知症疾患診療ガイドライン 2017 が述べているトイレに行けない，放尿する，ズボンを下ろせない，トイレに行く意欲がなくなるなどの状態はそれほど多いものではないと感じています．むしろ，実臨床でしばしば相談を受けるのは，夜間に何回も（患者によっては何十回も）トイレに行くので困っている（その結果として同居家族が寝られない），排便・排尿後の後始末ができずトイレを汚してしまうなどの排尿・排便に伴う行動障害ではないかと思います．介護家族は尿・便失禁自体には紙パンツなどの使用で対策を講じているので，それほど困っている事例は多くないと感じています．

私の経験では，背景に泌尿器科疾患などの器質的疾患が存在しない心理的あるいは心因性の頻尿が多いように感じています．トイレに頻繁に行く行動障害の原因のひとつに，尿失禁をするのではないかとの不安感，

以前に尿失禁をしたので今度はしてはいけないとの思い，家族から尿失禁をしたことに対して過去に怒られたので今後は失敗したくないとの気持ちなどの心的機制が想定されます．そこからトイレに何回も行こうとする，排尿・排便に拘り注意がそこに集中してしまう，じっとしていられず衝動的にトイレに行く行動をとってしまうことが多いのではないでしょうか．介護家族には，別段困らなければ患者の好きなように何回でもトイレへ行かせるのがよいと伝えるようにします．患者の多くはある時期頻繁にトイレ行動を示しますが，その時期を過ぎるとトイレに頻繁に行く行動が軽減することをしばしば経験します．家族が困る行動障害は永続的に続くのではなく，ある時期に頻繁にみられますがその時期を過ぎると消失あるいは軽減することがほとんどであると伝えることで家族の精神的負担の軽減を図るようにしたいものです．

この行動障害で最も困るのは，患者が夜間にトイレへ行く度に家族を起こす場合です．家族の睡眠確保のために患者に夜間寝てもらう対策を講じる必要があります．非薬物療法として，日中の活動性を高める（たとえば，デイサービスを毎日利用する，適度な運動をするなど）ことが重要となります．また認知症，とくにアルツハイマー型認知症は無為・無関心となることが多いので日中所在ないと寝てしまうことが少なくありません．在宅で生活をしている患者を日中寝かせない工夫も必要になってきます．

尿失禁自体への対策として，日中ならば定期的（たとえば3時間ごと）にトイレへ誘導する方法が尿失禁の回数を減らせることになるでしょう．夜間の尿失禁への有効な対策は少ないのですが，利尿効果の強い飲食物を夕食後以降は摂取しないことくらいしか頭に浮かびませんね．

排尿障害に対する治療薬の選択と注意点

海老手先生，認知症診療の視点から排尿障害に対する薬剤の選択や注意点などについて解説をお願いします．

認知症診療で最も問題となるのは尿失禁だろうと思います．これに対して選択する薬剤は抗コリン薬あるいはβ_3受容体刺激薬と思います．前者は膀胱の異常収縮を抑制する，後者は膀胱平滑筋に存在するβ_3受容体を刺激して膀胱を弛緩させることで膀胱容量が増大し蓄尿障害の頻尿や尿失禁を軽減することが期待されます．私は，泌尿器疾患を専門としているわけではありませんが，私の理解している範囲で薬剤の選択や注意点などを以下に箇条書きにして解説していきます．処方する際にはご自分でよく調べた上で処方をするようにお願いします．

① 抗コリン薬は，ムスカリン作動性アセチルコリン受容体へのアセチルコリン結合を遮断することから認知機能低下や認知症症状の進行・悪化をきたす危険性があります．とくにムスカリン受容体選択性のないオキシブチニン（ポラキス®）とプロピベリン（バップフォー®）は認知症患者への使用は控えたほうがよいでしょう．

② フェソテロジン（トピエース®）は認知機能への影響が少ないとの報告がみられ，1日1回の服薬で済むことから高齢認知症患者にはよいかもしれません．インタビューフォームでは，血液脳関門通過性については該当資料なしとなっていますが動物実験では中枢神経系への移行はわずかであった[42]と記載されています．

③ イミダフェナシン（ステーブラ®，ウリトス®）は，特定使用成績調査（認知機能への影響に関する調査）にて軽度認知障害MCIの認知症への移行率は年間3.6%で従来の疫学調査の結果を上回るものではなかったことが判明しています．ただし，添付文書では，慎重投与の項目に「認知症又は認知機能障害のある患者（抗コリン作用により症状が悪化するおそれがある）」とも記載されています．1日2回の服薬を要することも家族や周囲の人々が服薬管理を行う点ではやや負担が大きいといえます．

④ β_3受容体刺激薬では，抗コリン薬でしばしばみられる口渇や便秘などの副作用が少なく高齢認知症患者にも安全に使用できる可能性があります．ミラベグロン（ベニタス®）は，高齢者への使用につ

いて添付文書で慎重投与と記載されていますが，ビベグロン（ベオーバ®）は重篤な心疾患と高度肝機能障害のみが慎重投与とされています．しかし別項で高齢者への投与は「患者の状態を十分に観察しながら慎重に投与すること」とも追記されています．両剤は，1日1回の服薬で済むことから血圧上昇や頻脈の出現などに留意すれば高齢認知症患者に適した薬剤だろうと思います．

生活指導，非薬物療法

認知症患者の尿失禁に対する生活指導，非薬物療法として勧められるものはありますか．

尿失禁が頻繁にみられる患者や排尿・排便に無関心な患者，自発的にトイレ行動を開始しない患者などには定期的，だいたい2～4時間の間隔で家族や周囲の人々がトイレに誘導する定時排尿がよいと思います．尿意などがなくても便器に座ることで排尿を促すことができるようです．ただし，夜間に関しては家族も寝てしまうことからこの方法の実行はなかなか難しいかもしれません．患者の排尿あるいは排便習慣に合わせてトイレに誘導する方法もよいと思います．過剰な塩分や水分摂取を制限する（とくに夕食後），カフェインやアルコールの摂取制限もよいでしょう．膀胱訓練（尿意を感じてから排尿するまでの時間を5分，10分と少しずつ伸ばしていく方法）が頻尿などを改善させるとされていますがおそらく認知症患者では排尿を待てない，待つことの治療効果を理解できないなどからその適応は困難ではないかと思われます．無理に我慢させると易怒性や暴力行為を惹起する可能性があるので要注意です．

第 3 章 ● 認知症に伴う生活習慣病, 身体合併症の治療

【文献】

1) 日本神経学会, 監, 認知症疾患診療ガイドライン作成委員会, 編. 第 3 章 治療 C 合併症への対応. In: 認知症疾患診療ガイドライン 2017. 東京: 医学書院; 2017. p.92-117.

2) 日本高血圧学会高血圧治療ガイドライン作成委員会, 編. 第 9 章 認知症と高血圧. In: 高血圧治療ガイドライン 2019. 東京: ライフサイエンス出版; 2019. p.152-5.

3) Zhuang S, Wang HF, Li J, et al. Renin-angiotensin system blockade use and risks of cognitive decline and dementia: A meta-analysis. Neurosci Lett. 2016; 624: 53-61.

4) Ohrui T, Tomita N, Sato-Nakagawa T, et al. Effects of brain-penetrating ACE inhibitors on Alzheimer disease progression. Neurology. 2004; 63: 1324-5.

5) Furiya Y, Ryo M, Kawahara M, et al. Renin-angiotensin system blockers affect cognitive decline and serum adipocytokines in Alzheimer's disease. Alzheimers Dement. 2013; 9: 512-8.

6) Kume K, Hanyu H, Sakurai H, et al. Effects of telmisartan on cognition and regional cerebral blood flow in hypertensive patients with Alzheimer's disease. Geriatr Gerontol Int. 2012; 12: 207-14.

7) 日本高血圧学会高血圧治療ガイドライン作成委員会, 編. 第 8 章 高齢者高血圧. In: 高血圧治療ガイドライン 2019. 東京: ライフサイエンス出版; 2019. p.139-51.

8) Levi Marpillat N, Macquin-Mavier I, Tropeano AI, et al. Antihypertensive classes, cognitive decline and incidence of dementia: a network meta-analysis. J Hypertens. 2013;31:1073-82.

9) Stuhec M, Keuschler J, Serra-Mestres J, et al. Effects of different antihypertensive medication groups on cognitive function in older patients: A systematic review. Eur Psychiatry. 2017; 46: 1-15.

10) Rouch L, Cestac P, Hanon O, et al. Antihypertensive drugs, prevention of cognitive decline and dementia: a systematic review of observational studies, randomized controlled trials and meta-analyses, with discussion of potential mechanisms. CNS Drugs. 2015; 29: 113-30.

11) Hemandorena I, Duron E, Vidal JS, et al. Treatment options and considerations for hypertensive patients to prevent dementia. Expert Opin Phamacother. 2017; 18: 989-1000.

12) 日本高血圧学会高血圧治療ガイドライン作成委員会, 編. 第 6 章 臓器障害を合併する高血圧. In: 高血圧治療ガイドライン 2019. 東京: ライフサイエンス出版; 2019. p.94-100.

13) 日本脳卒中学会脳卒中ガイドライン委員会. 12 血管性認知症, 血管性認知障害. In: 脳卒中治療ガイドライン 2015. 東京: 協和企画; 2015. p.265-7.

14) 日本糖尿病学会, 編著. In: 糖尿病治療ガイド 2018-2019. 東京: 文光堂; 2018.

15) 日本糖尿病学会・日本老年医学会, 編著. In: 高齢者糖尿病治療ガイド 2018. 東京: 文光堂; 2018.

16) 石川崇広, 横手幸太郎. 高齢者と糖尿病. In: 岩岡秀明, 栗林伸一, 編著. ここが知りたい！糖尿病診療ハンドブック Ver.4. 東京: 中外医学社; 2019. p.209-16.

17) Kirkman MD, Briscoe VJ, Clark N, et al. Diabetes in older adults. Diabetes Care. 2012; 35: 2650-64.

18) Araki A, Iimuro S, Sakurai T, et al. Non-high-density lipoprotein cholesterol: An important predictor of stroke and diabetes-related mortality in Japanese elderly diabetic patients. Geriatr Gerontol Int. 2012; 12 (Suppl 1) : 18-28.

19) Umegaki H, Iimuro S, Shinozaki T, et al. Risk factors associated with cognitive decline in the elderly with type 2 diabetes: Pooled logistic analysis of a 6-year observation in the Japanese elderly diabetes intervention trial (J-ED-IT). Geriatr Gerontol Int. 2012; 12 (Suppl 1) : 110-6.

20) Qaseem A, Wilt TJ, Kansagara D, et al. Hemoglobin A1c targets for glycemic control with pharmacologic therapy for nonpregnant adults with type 2 diabetes mellitus: A Guidance Statement Update From the American College of Physicians. Ann Intern Med. 2018; 168: 569-76.

21) 日本老年医学会・日本糖尿病学会, 編著. Ⅴ血糖コントロールと認知症. In: 高齢者糖尿病診療ガイドライン2017. 東京: 南江堂; 2017. p.33-6.

22) Tuligenga RH. Intensive glycaemic control and cognitive decline in patients with type 2 diabetes: a meta-analysis. Endocr Connect. 2015; 4: R16-24.

23) Areosa Sastre A, Vernooij RW, González-Colaço Harmand M, et al. Effect of the treatment of Type 2 diabetes mellitus on the development of cognitive impairment and dementia. Cochrane Database Syst Rev. 2017; 6: CD003804.

24) 日本老年医学会・日本糖尿病学会, 編著. Ⅷ 高齢者糖尿病の食事療法. 血糖コントロールと認知症. In: 高齢者糖尿病診療ガイドライン2017. 東京: 南江堂, 2017. p.49-56.

25) 岩岡秀明. 高齢者糖尿病の薬物療法. In: 岩田健太郎 監. 高齢者のための糖尿病診療. 東京: 丸善出版; 2019. p75-85.

26) Ye F, Luo YJ, Xiao J, et al. Impact of insulin sensitizers on the incidence of dementia: A meta-analysis. Dement Geriatr Cogn Disord. 2016;41: 251-60.

27) 日本動脈硬化学会, 編. 9 脂質異常症の治療. In: 動脈硬化性疾患予防のための脂質異常症診療ガイド2018年版. 日本動脈硬化学会, 2018. p.40-71.

28) American Thoracic Society and Infectious Disease Society of America: Guidelines for the management of adults with hospital-acquired, ventilator-associated, and healthcare-associated pneumonia. Am J Respir Crit Care. 2005; 171: 388-416.

29) 日本呼吸器学会医療・介護関連肺炎 (NHCAP) 診療ガイドライン作成委員会, 編. 医療・介護関連肺炎診療ガイドライン. 日本呼吸器学会. 2012.

30) 日本呼吸器学会呼吸器感染症に関するガイドライン作成委員会. 成人市中肺炎診療ガイドライン. 日本呼吸器学会, 2007.

31) 日本呼吸器学会呼吸器感染症に関するガイドライン作成委員会. 成人院内肺炎診療ガイドライン. 日本呼吸器学会, 2008.

32) Maruyama T, Taguchi O, Niederman MS, et al. Efficacy of 23-valent pneumococcal vaccine in preventing pneumonia and improving survival in nursing home residents: double blind, randomised and placebo controlled trial. BMJ.

2010; 340: c1004.

33) 日本耳鼻咽喉科学会, 編. 嚥下障害 診療ガイドライン 2018 年版. 耳鼻咽喉科学会. 2018.

34) Chouinard J. Dysphagia in Alzheimer disease: a review. J Nutr Health Aging. 2000; 4: 214-7.

35) Menezes C, Melo A. Does levodopa improve swallowing dysfunction in Parkinson's disease patients？ J Clin Pharm Ther. 2009; 34: 673-6.

36) Matsuo S, Imai E, Horio M, et al. Revised equations for estimating glomerular filtration rate（GFR）from serum creatinine in Japan. Am J Kidney Dis. 2009; 53: 982-92.

37) 日本心不全学会ガイドライン委員会, 編. 高齢心不全患者の治療に関するステートメント. 2016 年 10 月 7 日発行.

38) McKeith IG,Boeve BF, Dickson DW, et al. Diagnosis and management of dementia with Lewy bodies. Fourth consensus report of the DLB consortium. Neurology. 2017; 89: 1-13.

39) Lucetti C, Logi C, Del Dotto P, et al. Levodopa response in dementia with Lewy bodies: a 1-year follow-up study. Parkinsonism Relat Disord. 2010;16: 522-6.

40) Goldman JG, Goetz CG, Brandabur M, et al. Effects of dopaminergic medications on psychosis and motor function in dementia with Lewy bodies. Mov Disord. 2008; 23: 2248-50.

41) 日本神経学会, 監, 認知症疾患診療ガイドライン作成委員会, 編. CQ3C-11 排尿障害の対応はどのように行うか. In: 認知症疾患診療ガイドライン 2017. 東京: 医学書院; 2017. p.112-3.

42) Wagg A1, Khullar V, Michel MC, et al. Long-term safety, tolerability and efficacy of flexible-dose fesoterodine in elderly patients with overactive bladder: open-label extension of the SOFIA trial. Neurourol Urodyn. 2014; 33: 106-14.

【参考書籍】

松尾朋博. 明日から使える排尿障害診療ガイド. 日本医事新報社. 2019.

第4章

認知症に伴う睡眠障害の治療

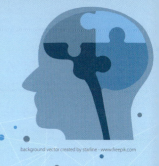

中舘先生 睡眠障害の治療の問題に入る前に認知症患者にみられる睡眠障害の特徴を教えてください．

海老手先生 一口に睡眠障害といっても認知症の原因疾患によって特徴が異なることが予想されます．アルツハイマー型認知症では，夜間睡眠の分断化や夜間の睡眠時間の短縮，日中の昼寝，睡眠覚醒サイクルの逆転（昼夜逆転）が主な睡眠障害といわれています[1]．レビー小体型認知症は，アルツハイマー型認知症と比べて睡眠障害の出現頻度が高く，日中の過度の眠気や睡眠時運動障害（レム睡眠行動障害など）がみられます．血管性認知症では原因となる病型によって睡眠障害のタイプが異なることが予想されます．本書は，治療を主眼としているので睡眠障害全般あるいは認知症でみられる睡眠障害の特長などについてはしかるべき成書などを参照してみてください．

加賀利先生 私の臨床経験では，アルツハイマー型認知症は寝入るまでに時間がかかる（入眠潜時の延長），夜間何回も覚醒する（中途覚醒），睡眠相が前進あるいは後退する，日中の居眠りなどが多いように感じています．レビー小体型認知症では，レム睡眠行動障害が代表的な睡眠障害といわれていますが，介護家族にはそれほど負担の大きい睡眠障害ではないようです．なぜならば，寝言や行動障害が目立つ場合には寝室を別にすることが多く介護家族の実害が少ないからです．診察室で訴えられる睡眠障害は，アルツハイマー型認知症と同様に寝つきが悪い，夜間の中途覚醒，昼夜逆転などが多いようです．また，レビー小体型認知症

では不安症状に起因する睡眠障害，つまりひとりで寝ることが不安，夜間の不安感が増悪し落ち着かない，興奮するなどの状態を呈することもあります．血管性認知症の睡眠障害としては特徴的なタイプがないように感じています．

もうひとつの問題は睡眠障害に伴う夜間の行動障害があげられます．夜間に覚醒し何回もトイレに行く，夜間の間食（たとえば，冷蔵庫内のなま肉などを食べてしまう），明け方の無断外出から徘徊などが介護家族の負担になっています．

ガイドラインからみた睡眠障害の薬物療法

海老手先生，認知症患者にみられる睡眠障害の薬物療法についてガイドラインの立場からの解説をお願いします．

認知症疾患診療ガイドライン 2017 の CQ3B-6 睡眠障害に有効な非薬物療法・薬物療法は何か[2] では，睡眠障害に対する「薬物療法については一貫した結果は得られておらず，安全性を考慮すると使用は限定的である，特にベンゾジアゼピン系を代表とする催眠鎮静剤は，広く臨床で使用されているが，データはほとんどなく，逆に鎮静，昼間の眠気，転倒，confusion，健忘などの原因となるため投与は慎重にすべきである」と述べられています．かかりつけ医のための BPSD に対応する向精神薬使用ガイドライン（第 2 版）[3] の睡眠薬の項目を読みますと，①従来ベンゾジアゼピン系睡眠薬は広く使用されているが，高齢者に対して睡眠薬の安易な導入は避けるべきである，②高齢者で非ベンゾジアゼピン系睡眠薬がベンゾジアゼピン系睡眠薬よりも安全とする根拠は不十分，③高齢者では超短時間作用型の非ベンゾジアゼピン系睡眠薬（ゾルピデム，ゾピクロン，エスゾピクロン）を考慮してもよい，④ベンゾジアゼピン系睡眠薬が無効な時に増量することは推奨できない，⑤ベンゾジアゼピン系抗不安薬を睡眠障害に使用することは推奨されない，と記載されて

います.

これらを踏まえた考えかたとして高齢認知症患者にみられる睡眠障害に対してベンゾジアゼピン系睡眠薬を含む睡眠薬使用にはかなり慎重であるべきといえるかと思います．もし使用するならば非ベンゾジアゼピン系睡眠薬を選択してもよいとのコメントも消極的推奨といえます．ではどうしたらよいのかに関してはいずれのガイドラインも言及をしておりません．

実臨床からみた睡眠障害における薬物療法の実際

加賀利先生は，実際の現場ではどのように睡眠障害の薬物療法を施行されていますか．

ガイドラインは治療を含む診療の道しるべとしては有益だと思いますが，臨床の現場ではその場面での具体的な選択を迫られるわけです．ベンゾジアゼピン系睡眠薬の安易な導入は当然避けるべきだとは思いますが，診察室で介護家族から「患者が夜間寝ないので介護する自分たちが倒れてしまいます，夜間なんとか寝かせてほしい」と強く希望されたとき，睡眠衛生指導などの非薬物療法だけで対応がすむことはほとんどないのではありませんか．なんらかの薬物療法の介入が必要になることが少なくありません．私は，実際の診療では以下のように考え薬物療法を進めています．

① 抗認知症薬ならびに睡眠薬などの服薬歴が全くない初診の患者では，まず抗認知症薬のメマンチン（メマリー®）5 mg 就寝前の服薬を試みるようにしています．メマンチンは，副作用として傾眠と鎮静がみられることがあり，この作用を利用し催眠効果を期待するのです．メマンチンとしては 5 mg から 10 mg の段階で睡眠効果の発現をみることが多いようです．睡眠効果の有無にかかわらず抗認知症作用のために増量することは当然のことです．

② 過去に睡眠薬を使用したことがない患者では，オレキシン受容体拮抗薬のスボレキサント（ベルソムラ®）10mg あるいは 15mg 錠を処方し就寝直前の服薬をトライすることもしばしばあります．私の経験では，スボレキサントの効果は 3 通りに分かれます．睡眠の確保が可能でかつ翌朝への持ち越し効果がなくすっきり覚醒できるタイプ，全く睡眠効果を示さないタイプ，睡眠の確保はできますが翌朝起きられず昼近くまで寝てしまうタイプの 3 つです．服薬前にどのタイプかを予測できませんのでまず処方してみて効果を判定することになります．

③ スボレキサント以外には，非ベンゾジアゼピン系睡眠薬のなかでエスゾピクロン（ルネスタ®）をしばしば選択しています．なぜならば，高齢者では 2 mg まで使用可能ですので 1 mg と 2 mg の範囲で用量の調整ができることと外来での長期処方が可能な点からです．

④ 中途覚醒や夜間から早朝の行動障害に対しては，中間作用型のフルニトラゼパム（サイレース®）1 mg 就寝前の処方を行い，効果不十分の際には 2 mg に増量することもあります．しかしながら私の経験では，高齢認知症患者では本剤を服薬した後，夜間に覚醒するとふらつきの出現が多いように感じています．呼吸抑制も心配な点です．可能ならば使用を避けたい薬剤であろうと思っています．

⑤ 睡眠薬以外の薬剤としては，糖尿病がなければ非定型抗精神病薬のクエチアピン（セロクエル®）12.5 mg あるいは 25 mg 就寝前の処方もよく行っています．クエチアピンは，催眠・鎮静効果が目立つことから睡眠障害の治療にも適しているように感じています．クエチアピンは，統合失調症のみの保険適用ですので，睡眠障害に対しては保険適用外使用となりますので注意が必要です．ここで注意したいことは，厚生労働省保険局医療課長「医薬品の適応外使用に係る保険診療上の取扱いについて」（保医発 0928 第 1 号 平成 23 年 9 月 28 日）にて，「原則として，フマル酸クエチアピンを器質的疾患に伴うせん妄・精神運動興奮状態・易怒性に対して処方した場合，

当該使用事例を審査上認める」との通達がなされていることです．クエチアピンを処方した際には，これらの要旨を保険請求時に症状詳記するとよいでしょう．
⑥ 糖尿病が存在するとクエチアピンの処方は禁忌となることから抗精神病薬の使用は難しくなります．私の経験では，リスペリドン（リスパダール®）は催眠目的に使用しても単独使用ではあまり効果を期待できないようです．
⑦ 多くの批判があることを承知で述べますと，最終的には入眠障害に対して従来から広く使用されているベンゾジアゼピン系睡眠薬をある程度処方せざるを得ない場合が少なくないように感じているのは私だけでしょうか．

よく睡眠障害に対して薬物療法を援用することに苦言を呈する医師がいますが，その方々の話を聞いていると，睡眠衛生指導を最優先すべきであるなどと非薬物療法を強調されていますが，それが効を奏さないから困っている事例が少なくないのです．非薬物療法を強調するならば夜間寝ないで家族を困らせる行動障害を呈する患者に対してどうしたらよいのかについて説明をきちんとすべきでしょう．

睡眠衛生指導を実施しにくい理由

認知症患者ではなぜ睡眠衛生指導が効を奏さないのでしょうか．もう少し具体的に説明をしてください．

誤解のないようにまず釈明しておきますが，私も睡眠障害に対しては睡眠衛生指導が最優先されるべきことであり安易な薬物療法の導入は避けるべきであるとの基本的な立場に全く異論はありませんし，またそうすべきであると思っています．ただし，長年認知症診療に従事してきた経験から認知症患者への睡眠衛生指導の適用はなかなか難しいのではない

かとの実感をもっています．主な睡眠衛生指導の項目は，1）刺激物を避け寝る前に自分なりのリラックス法，2）眠たくなったら床につく，3）就床時刻にこだわりすぎない，4）同じ時刻に毎日起床，5）光の利用でよい睡眠，6）規則正しい3度の食事，規則的な運動習慣，7）昼寝をするなら15時前の20～30分などがあげられています．

しかしながら，アルツハイマー型認知症では，

① 本人だけではリラックス法を考えられないし，仮に周囲の人々がそれを勧めても実行してくれない場合が多いようです，無理強いすると逆に患者が怒り出す結果になってしまいます．

② 眠たくなったら床につくとの指導を言われますが認知症患者のなかにはデイサービスから帰宅した後，5時頃に夕食を摂ってそのまま寝てしまう患者がみられます．当然深夜に覚醒しゴソゴソするなどの行動障害がみられます．日中家族が目をはなすとすぐに寝てしまう認知症患者もしばしばみられます．昼夜逆転となることも少なくありません．

③ 朝決まった時刻に起床できない患者もよく経験します．朝起こしても起きない，起こさないと昼まで寝ている場合があります．無理に起こすと家族への暴言や暴力行為に及ぶ患者もみられます．

④ 適切な運動をしてくれない，自宅でぼーっとしていることが多いのも特徴です．アルツハイマー型認知症は，基本的にはなにもしなくなる病気ともいえます．日中適切に体を動かしてくれないことから疲労感が少なく夜間の睡眠に繋がらないことが多いのです．

⑤ 時間に関係なく寝てしまう場合も少なくありません．昼寝ではなく昼間睡眠ともいえるものです．家族が目をはなすと昼食後に数時間寝てしまうこともあります．

これらの問題点から認知症患者に睡眠衛生指導を適用することが実際には難しいと述べているわけです．

第 4 章 ● 認知症に伴う睡眠障害の治療

事例から考える薬物療法のコツと注意点

加賀利先生，睡眠障害に薬物療法が効果のあった事例を呈示していただきながら薬剤を使用する際の注意点などを教えてください．

では，以下にいくつか事例を示しながら注意点などを考えていきましょう．

事例①　夜間不眠，易怒性，暴力行為を示す 85 歳，男性，アルツハイマー型認知症

　84 歳頃からもの忘れが目立ってきました．現在，夜間に何回も戸締まりの確認を行い夜遅くまで起きているので妻が困っています．かかりつけ医からエスゾピクロン（ルネスタ®），リルマザホン（リスミー®）が処方されていますが全く効果がありません．易怒性も目立ち妻に対してときに暴力行為もみられます．病前から頑固，自分勝手な性格で高度難聴もあり日常会話がなかなか通じません．初診時，HDS-R は 9 点，MMSE は 17 点でした．メマンチン（メマリー®）開始後，10 mg の段階で寝るのは遅いのですが易怒性や確認行動は減少してきました．20 mg への増量で 23 時に入眠し午前 9 時まで寝るようになっています．夜間の無断外出がなくなりました．暴力行為も消失し妻は静かになったと喜んでいます．

　本事例は，2 種類の睡眠薬をすでに服用しておりましたが効果がみられず，さらに 85 歳と高齢なことから鎮静作用の強い薬剤を選択しづらいので睡眠障害とともに易怒性の軽減を標的にメマンチンを開始したところ，予想以上の効果がみられました．抗認知症薬や向精神薬を今まで全く使用したことのない認知症患者にみられる睡眠障害にメマンチンを一度はトライしてみる価値があるかと思います．

クエチアピン（セロクエル®）が不眠に対して著効した67歳，男性，アルツハイマー型認知症

　相談目的は患者が夜間寝ないので家族が困っているのでなんとか寝かせてほしいとのことです．現在，かかりつけ医からドネペジル（スリセプト®）5 mgとメマンチン（メマリー®）15 mgが処方されています．1カ月前に胃潰瘍で入院しましたが，せん妄や無断離院がみられ退院させられています．死んだ母親がみえる，自分は刑事だと言い張ることもあります．不眠に対して精神科クリニックからハロペリドール（セネレース®）3 mg朝食後とニトラゼパム（ベンザリン®）5 mgの処方が開始されましたが効果はなかったとのことです．私は，クエチアピン（セロクエル®）25 mg夕食後服薬とし，これで寝ないならばフルニトラゼパム（サイレース®）1 mgを1時間後に追加服薬するよう指示しました．服薬初日，クエチアピン服薬後すぐ入眠し朝まで全く覚醒しなかったそうです．その後も午前5時頃に一度覚醒しますが再び寝入ることが多い，日中寝ないで元気にしている，穏やかになったとのことでした．フルニトラゼパムを服薬しなくても寝られるのでクエチアピン1錠のみを継続しています．

　本事例では，前医にて定型抗精神病薬とベンゾジアゼピン系睡眠薬の組み合わせが処方されていましたが効果はみられていなかったようです．おそらく幻覚・妄想の軽減を目的として抗精神病薬が朝食後に処方されたのだと思いますが，認知症診療では夜間の不眠が原因で日中精神症状が活発化することがあり，夜間の睡眠確保ができると日中の困った症状が軽減することがあります．現在の問題は，夜間の睡眠確保をどう進めるかであり糖尿病がないことを確認後，非定型抗精神病薬を夕食後，睡眠薬をその1時間後あるいは就寝前服薬で処方計画を立てるようにします．高齢認知症患者で初めて抗精神病薬を服薬すると，それだけで催眠，鎮静効果を期待できることが少なくありません．そこで非定型抗精神病薬と睡眠薬をペアで処方し，前者のみで睡眠効果が得られるならば

第4章 ● 認知症に伴う睡眠障害の治療

単独での服薬とし，効果を期待できないときにはその1時間後あるいは就寝前に睡眠薬を追加，服薬するよう指示を出しておくとよいと思います．

事例③ 不眠，不安症状が目立つ91歳，女性，レビー小体型認知症疑い

レビー小体型認知症疑いで通院中ですが，抗認知症薬は使用していませんでした．あるときに自宅内で転倒しその後から不安症状が目立ち始めました．「扉を開けると誰かがみている」「地球がなくなっちゃう」「封筒がないとだめ」などと訴え食事も満足に摂れません．夜間心配だと訴えて全く寝ない状態でした．介護している娘は疲労困憊で「私たち2人で死ねばよいのですか」「入院させて下さい」の一点張りでした．診察室では不安症状が顕著で椅子に座っていることができず室内をぐるぐる歩き回っていました．メマンチン（メマリー®）5mgを夕食後，スボレキサント（ベルソムラ®）15 mg就寝前の服薬あるいは両剤を就寝直前の服薬を指示しました．娘は，薬剤の副作用を恐れてまずメマンチンだけを服薬させ3日目からスボレキサントの服薬を開始しました．1週後，両剤を21時に服薬させていますが服薬後8時間は寝られるようになり朝方まで覚醒しないとのことでした．

91歳と高齢であり，かつレビー小体型認知症が疑われる患者です．ベンゾジアゼピン系睡眠薬あるいは非ベンゾジアゼピン系睡眠薬の使用は可能な限り避けたいことからメマンチン単独あるいはスボレキサントとの併用が処方計画に上がります．本事例ではメマンチンとスボレキサントで睡眠の確保が可能でしたが，もし効果がないときには鎮静系抗うつ薬のミアンセリン（テトラミド®）か抗精神病薬のクエチアピン（セロクエル®）の少量投与ということになるのでしょうか．

レビー小体型認知症でみられる睡眠障害の薬物療法

レビー小体型認知症の睡眠障害に関してはどうでしょうか．

ご承知のようにレビー小体型認知症は精神や神経に作用する薬剤に対して過敏性を示すことがしばしばあります．表1 に薬剤過敏性に対する対策を示しました．催眠を目的に使用した薬剤によって逆に不眠や興奮，攻撃性の亢進などをきたしてしまう場合があるのです．ですからレビー小体型認知症に対して向精神薬を使用する際，私はその使用に躊躇することが多いのです．しかしながら現実的にはなんらかの薬剤を使用せざるを得ない状況に遭遇することも少なくありません．ではどうしたらよいか？ レビー小体型認知症 DLB の臨床診断基準（2017 年改訂版）[4]では，向精神薬のなかでクエチアピン（セロクエル®）が安全性の観点で不都合な状態を惹起しにくい薬剤としてあげられています．

妄想と睡眠障害が活発な 90 歳，男性，レビー小体型認知症

　X-1 年 10 月，「4 日前に消灯したはずの電気がついている，テレビの位置が知らない間に動いている，近所の人間が自分の悪口を言っている」などと言い始めました．小股歩行もあることから近医でレ

表1 レビー小体型認知症でみられる薬剤過敏性への対策

- 必要以外の薬剤を不用意に使用しないのが原則．どの薬剤が過敏性を示すかの確実な証拠はない．
- 新たに薬剤を処方する際には，少量を数日間（最長 1, 2 週間）の処方日数で．その際に不都合な状態や過敏反応を示す可能性があることを患者と家族に必ず話しておくこと．
- せん妄を起こしやすいとされる薬剤の使用にはより注意が必要（抗コリン作用を有する風邪薬など）
- 精神，神経系に作用する薬剤では，自分で使い慣れた薬剤をいくつか決めておき，その薬剤を処方するよう心がける．

ビー小体型認知症と診断されドネペジル（アリセプト®）5 mg が開始されています．その後，夜寝ずに「お前が死ねと言っているから包丁を持ってこい」「宗教団体がきて自宅内をウロウロしている」，さらに「妻が悪い宗教の人と浮気をしている．騙されているので妻を殺して自分も死ぬ」と言うので家族が困っています．現在，睡眠確保のためにラメルテオン（ロゼレム®）8mg，ゾルピデム（マイスリー®）10 mg，スボレキサント（ベルソムラ®）15 mg が処方されていますが効果が全くありません．私は，ドネペジル（アリセプト®）を 3 mg に減量しクエチアピン（セロクエル®）25 mg を夕食後服薬，効果がなければ就寝前にブロチゾラム（レンドルミン®）0.25mg を追加服薬の処方計画を立てました．4 日後の再来では，クエチアピン 25 mg 夕食後の服薬だけで熟睡が可能で朝まで寝てくれるので家族はとても楽になったと述べていました．この 3 日間，妄想や幻覚は全くないとのことです．

レビー小体型認知症では，薬剤過敏性の問題があるので睡眠薬を含めた向精神薬の使用に躊躇せざるを得ないのですが，そのなかで確かにクエチアピンは不都合な状態を起こしにくい薬剤との印象をもっています．また，スボレキサントもレビー小体型認知症に使用したことが少なからずあります，が大きなトラブルになったことはないので使用してもよい薬剤かと考えております．

レビー小体型認知症でみられるレム睡眠行動障害に対する薬物療法について教えてください．

私の経験では，レム睡眠行動障害に対してはクロナゼパム（ランドセン®，リボトリール®）が著効する場合が多いと思います． 表2 に処方手順と効果判定などを示しました．クロナゼパムは，少量から，私は 0.3 mg から開始しています．この用量にてレビー小体型認知症患者では悪

表2 レム睡眠行動障害の薬物療法

- クロナゼパム（ランドセン®，リボトリール®）の細粒で処方する．細粒なので用量の微調整が可能となる．
- 開始時，クロナゼパム 0.3 mg（リボトリール®細粒 0.1％ならば 0.3 g）を就寝前に服薬する．
- 初期投与量で効果を示すことが多いが，効果がなければ，1〜2 週ごとに 0.2 mg ずつ漸増する．
- 効果判定は，患者が熟睡できるようになった，変な夢をみなくなったと言う場合，あるいは大声を出さなくなった，奇異な行動がなくなったと家族が述べるときの用量を維持量とする．
- 1 日最大量として 1.5 mg 前後を設定する．
- クロナゼパムで効果がないときの次の選択肢は難しい．選択肢としてラメルテオン（ロゼレム®）があげられる．

夢をみなくなった，夜間は熟睡できるようになったと言うことが多いように感じています．効果不十分のときには 0.5 mg に増量します．私の経験では 0.5 mg までの増量でほとんどの患者においてレム睡眠行動障害の軽減をみています．たまに 0.7 mg から 1.0 mg まで使用する場合もあります．最大量は 1.5 mg 前後でしょうか．しかしながら，1.0 mg で効果を発現しない事例ではそれ以上増量しても満足のいく効果を期待できないようです．添付文書では，服薬初期にふらつきと眠気がみられると書かれていますが，レム睡眠行動障害に使用した私の経験ではレビー小体型認知症患者の場合，翌日への持ち越しやふらつきを生じる患者はほとんどいませんでした．

睡眠薬の併用療法は効果があるのか

複数の睡眠薬を併用するあるいは睡眠薬と薬効の異なる薬剤を併用する治療に関してはどうなのでしょうか．

認知症疾患診療ガイドライン 2017 ならびにかかりつけ医のための

BPSDに対応する向精神薬使用ガイドライン（第2版）いずれもこれらの課題に関しての記載はありません．日本神経治療学会が2016年に標準的神経治療：不眠・過眠と概日リズム障害[5]を公表していますが，そのなかで，入眠困難と睡眠維持障害の両者を有する患者に対して異なる半減期を有する複数の睡眠薬を使用することに科学的根拠はなく，むしろ副作用のリスクを高める可能性がある．すなわち，睡眠障害のタイプによらず，超短時間もしくは短時間型が第一選択となる，と記載されています．日本睡眠学会などが編集した睡眠薬の適正な使用と休薬のための診療ガイドライン－出口を見据えた不眠医療マニュアル[6]のQ25睡眠薬を服薬しても眠れません．何種類か組み合わせれば効果がでますか？の勧告では，常用量の睡眠薬を服薬しても効果が不十分な場合に，睡眠薬の多剤併用がより有効であるというエビデンスはない．副作用リスクを低減するためにも，多剤併用はできるだけ避けるべきである．特に3種類以上のベンゾジアゼピン系ないし非ベンゾジアゼピン系睡眠薬の併用は避けなければいけない，と記載されています．

私は，原則として睡眠薬2剤の併用は行わないようにしています．しかし，ごく稀に入眠障害に加えて中途覚醒が目立つ患者に対して超短時間作用型と中間作用型を併用する場合があります．たとえば，エスゾピクロン（ルネスタ®）1 mgあるいは2 mgとフルニトラゼパム（サイレース®）1 mgを組み合わせて処方することがあります．また，いわゆる睡眠薬だけでは夜間の睡眠確保が困難な場合，ベンゾジアゼピン系睡眠薬あるいは非ベンゾジアゼピン系睡眠薬に薬効の異なる薬剤を追加することがあります．追加する薬剤として非定型抗精神病薬のクエチアピン（セロクエル®）12.5 mgあるいは25 mg，または鎮静抗うつ薬のミアンセリン（テトラミド®）10 mgなどを選択しています．

【文献】

1) Peter-Derex L, Yammine P, Bastuji H, et al. Sleep and Alzheimer's disease. Sleep Med Rev. 2015; 19: 29-38.

2) 日本神経学会, 監, 認知症疾患診療ガイドライン作成委員会, 編. CQ3B-6（レム期睡眠行動異常症を除く）睡眠障害に有効な非薬物療法・薬物療法は何か. In: 認知症疾患 診療ガイドライン 2017. 東京: 医学書院; 2017. p.86-8.

3) 認知症に対するかかりつけ医の向精神薬使用の適正化に関する調査研究班作成. かかりつけ医のための BPSD に対応する向精神薬使用ガイドライン（第 2 版）. 厚生労働省. 2015.

4) McKeith IG, Boeve BF, Dickson DW, et al. Diagnosis and management of dementia with Lewy bodies. Fourth consensus report of the DLB consortium. Neurology. 2017; 89: 1-13.

5) 日本神経治療学会治療方針作成委員会, 編. 標準的神経治療: 不眠・過眠と概日リズム障害. 神経治療. 2016; 33: 575-609.

6) 厚生労働科学研究・障害者対策総合研究事業「睡眠薬の適正使用及び減量・中止のための診療ガイドラインに関する研究班」および日本睡眠学会・睡眠薬使用ガイドライン作成ワーキンググループ, 編. 睡眠薬の適正な使用と休薬のために診療ガイドライン - 出口を見据えた不眠医療マニュアル. 2013 年 10 月 22 日　改訂.

【参考書籍】

内山　真, 編. 睡眠障害の診断・治療ガイドライン（第 2 版）. 東京: じほう, 2012.

第5章

認知症に伴う骨粗鬆症・骨折の治療

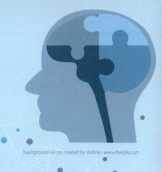

認知症患者における転倒の実態

中舘先生 認知症診療ではしばしば骨折の問題が上がってくるかと思います．まず骨折の原因となる転倒について考えていきたいと思います．

海老手先生 認知症患者は非認知症患者と比して転倒や骨折のリスクが高いとの報告は数多くみられます．骨粗鬆症の予防と治療ガイドライン2015年版の第Ⅳ章 骨粗鬆症の予防[1]をみますと，転倒の危険因子として，①転倒の既往，②歩行能力（あるいは脚運動能力）の低下，③特定薬物の使用などがあげられると述べられています．また，血清ビタミンD濃度が不足すると転倒しやすいとの報告もみられるそうです．転倒予防の有効な方法は，運動を含む多角的介入ならびにビタミンD投与とされています．では，転倒予防が骨折予防に繋がるのかとの疑問に関してですが，このガイドラインでは，転倒予防が骨折予防，とくに大腿骨近位部骨折の予防に有効か否かについては明確な科学的根拠に乏しいと記載されており，さらに運動介入などによって転倒発生率は低下するがそれが骨折予防に対しても有効とする報告は少ない，と述べられています．

高齢者，とくに認知症患者に限ってのお話で結構ですが，認知症患者はなぜ転倒しやすいのでしょうか．

認知症患者で転倒しやすい要因は認知症の原因疾患によって異なる部分

もあるのですが，アルツハイマー型認知症ならびにレビー小体型認知症，血管性認知症に共通する要因として注意障害と向精神薬使用があるように感じています．とくに後者の問題ですが，高齢者では不眠を訴える場合が少なくないことからベンゾジアゼピン系睡眠薬の処方がしばしばなされています．夜間のトイレ行動の際のふらつきから転倒，骨折は当然予想されるのですが，日中も睡眠薬の薬効が残存することで抗コリン作用から転倒の危険性は極めて高いように感じています．非ベンゾジアゼピン系睡眠薬でもベンゾジアゼピン系睡眠薬ほどではないですが同様の危険性を排除できませんね．もちろん抗精神病薬による副作用である錐体外路徴候や薬剤性パーキンソニズムによる転倒も考慮すべきといえます．

レビー小体型認知症患者の一部では，危険な環境に対する病識の欠如，深刻感のなさから転倒を繰り返す場合があります．一度転んで顔面を10針以上縫合している既往があるにも関わらず杖を使用しないで外来受診してくる患者がみられます．一度転んで痛い目にあっているのだからその後は注意するはずだと考えるのですが，自分が転んだあるいは転ぶことに関して無頓着なのです．別の患者では，歩行障害が顕著で診察室でも加速歩行がみられ転倒の危険性が高いと伝えても患者ひとりで自転車に乗って通院してくるのです．レビー小体型認知症の患者は，転倒や骨折に対する危険性の認識がアルツハイマー型認知症や血管性認知症よりもさらに欠けているように感じます．また，レビー小体型認知症では起立性低血圧や一過性意識消失発作が原因で転倒しやすいことは当然考えられることです．アルツハイマー型認知症でも転倒や骨折に対する病識の欠如はあるのですが，それ以外に自分が過去に転倒したことを忘れてしまい同じ失敗（この場合は転倒）を繰り返すことが多いように感じます．血管性認知症では，片麻痺や運動失調などの要素的運動障害が主因になって転倒することが多いといえるでしょう．

転倒を起こしやすい薬剤として睡眠薬があるかと思いますが，やはり一

第5章 ● 認知症に伴う骨粗鬆症・骨折の治療

般的にいわれているように非ベンゾジアゼピン系睡眠薬のほうがベンゾジアゼピン系睡眠薬よりも転倒する危険性は低いのでしょうか．

睡眠薬による易転倒性の問題は，睡眠薬の種類に必ずしも全て依っているわけではなく，患者側の要因，たとえば罹患している疾患や年齢，性別など多くの要因が複雑に絡み合って転倒という現象を起こすのだといえます．では，睡眠薬側からみると非ベンゾジアゼピン系睡眠薬は，抗コリン作用がベンゾジアゼピン系睡眠薬よりも弱いことなどから転倒しにくいといえるのでしょうか．入院認知症患者の睡眠薬使用と骨折発症のリスクを検討したひとつの論文を紹介します．わが国の1,057病院のDPC databaseを利用して2012年4月から2013年3月の間で入院した50歳以上の認知症患者140,494名のなかから入院中に院内骨折を発症した817名ならびに対照3,158名を対象とした症例対照研究であり，骨折に対する睡眠薬使用のリスクを多変量ロジスティック回帰分析にて評価したものです．図1 に主な睡眠薬などについてその結果を示しました．結論として，超短時間作用型非ベンゾジアゼピン系睡眠

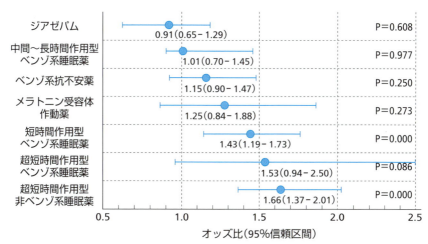

図1 入院認知症患者の睡眠薬使用と骨折発症リスク (Tamiya H, et al. PloS One 2015, 10, journal pone, 0129366 から作成)
短時間作用型ベンゾジアゼピン系睡眠薬と超短時間作用型非ベンゾジアゼピン系睡眠薬は骨折と有意に関連

薬と短時間作用型ベンゾジアゼピン系睡眠薬が骨折と有意に関連していることが判明しています．この論文からいえることは転倒に関して比較的安全と思われている超短時間作用型非ベンゾジアゼピン系睡眠薬といえども転倒のリスクは十分ありうるということです．

加賀利先生 認知症患者が転倒から骨折，入院のパターンはしばしば私の外来でも経験することです．図2 は，私が開設するもの忘れ外来で認知症と診断した580名と非認知症と判断した97名における既往歴を調べた結果です．認知症では8.3%に骨折の既往がみられますが，非認知症ではわずか1.0%にすぎません．認知症に罹患している高齢者では，より骨折を起こしやすいことがわかります．さらにこのような調査もしてみました．調査の動機は，私の外来に通院している認知症患者がしばしば骨折で整形外科病棟に入院することから，どのようなタイプの骨折で入院するのか，その原因は何かを知りたかったからです．結果を 図3 に示します．2014年4月から2016年8月までに37名の認

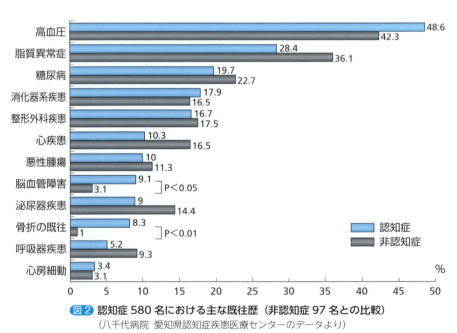
図2 認知症580名における主な既往歴（非認知症97名との比較）
（八千代病院 愛知県認知症疾患医療センターのデータより）

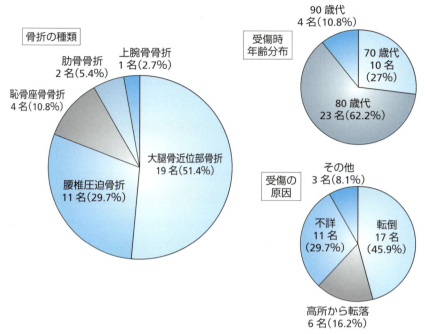

図3 認知症通院患者の骨折の実態〔八千代病院 愛知県認知症疾患医療センター 2014年4月～2016年8月 37名（女性：30名，男性：7名）〕

知症患者が骨折で入院しています．いずれも70歳以上で80歳代が最も多く10.8％は90歳代でした．骨折のタイプとしては大腿骨近位部骨折（頸部ならびに転子部骨折）が51.4％と全体の半数を占め，ついで腰椎圧迫骨折が29.7％でした．受傷の原因として，転倒が45.9％，高所からの転落が16.2％でした．一方，受傷機転が不詳の患者が29.7％にみられます．これは，患者本人に尋ねてもその状況を覚えていないあるいは説明できない，家族が倒れているのを発見したなどの事例です．これらの調査から認知症患者の転倒，骨折対策が重要であると痛感したのです．

先ほど薬剤による副作用として転倒がみられるとのご意見がありましたが，抗認知症薬と転倒，骨折の関係はどのように考えられているのでしょ

うか.

抗認知症薬と転倒，骨折に関してはいくつかの報告がみられます．Tamimiら[2]は，2004年から5年間に股関節骨折を起こしたアルツハイマー型認知症80名と骨折のない2,178名のアルツハイマー型認知症を対象としてコリンエステラーゼ阻害薬服薬による股関節骨折のリスクを検討しています 図4 ．コリンエステラーゼ阻害薬非投与群に比して投与群では骨折のリスクが有意に低下をしていました．その理由として，著者らは，副交感神経系の活性を増強する可能性を指摘しています．薬剤別にみますと，ドネペジルとリバスチグミンは，コリンエステラーゼ阻害薬非使用群に比して骨折のリスクは有意に低いことが判明しております．一方，ガランタミンは，他の2剤に比して骨折のリスクが高いことがわかります（ただし，非投与群との間に有意差はありません）．その理由として，過剰なニコチン活性が骨リモデリングを低下させるのではないかとの指摘があるようです[3]．

Kimら[4]は，無作為比較試験のメタ解析からコリンエステラーゼ阻害薬は失神のリスクを高める可能性はありますが高齢認知症患者の転倒や

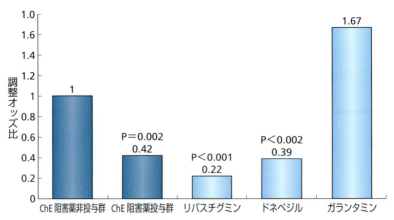

図4 コリンエステラーゼ阻害薬による股関節骨折リスク (Taminil, et al. J Bone Miner Res. 2012; 27: 1518-27)

骨折，不慮の負傷に悪い影響を与えていないこと，メマンチンは骨折に対して好ましい効果を及ぼしている可能性を指摘しています．

知っておくべき骨粗鬆症の知識

本書は，認知症診療のなかで治療を主題とするものですが認知症に伴う骨粗鬆症を話題にするときには最小限の骨粗鬆症の診断と治療の知識が必要かと思います．海老手先生，認知症診療に関わる医師が知っておくべき骨粗鬆症の知識をご教授ください．

前述の骨粗鬆症の予防と治療ガイドライン2015年版から知っておくべき事柄を抜粋し箇条書きにしてみます．
① 脆弱性骨折（軽微な外力で発生した非外傷性骨折）として，椎体骨折（著者註：実臨床では主に腰椎圧迫骨折となる）あるいは大腿骨近位部骨折（著者註：大腿骨頸部骨折や大腿骨転子部骨折）をすでに有している場合には，骨密度の測定値の多寡に関わらず無条件で骨粗鬆症と診断されます．また，その他の脆弱性骨折を持っているときには骨密度の測定が必要であり，その結果として若年成人平均値（young adult mean：YAM）が80％以下の際に骨粗鬆症と診断します．
② 脆弱性骨折がない場合，骨密度の測定がなされYAMが70％以下あるいは−2.5 SD以下のときに骨粗鬆症と診断します．
③ 65歳以上の女性，70歳以上の男性，脆弱性骨折では骨密度測定が有効とされます．
④ 腰椎と大腿骨近位部の骨密度の評価には，DXA（dual-energy X-ray absorptiometry）が推奨されています．脊柱変形のみでは骨粗鬆症と診断してはならないし，歯数は低骨密度の指標になるとされますが年齢などの影響もあり絶対的なものではありません．

実臨床で認知症患者にみられる骨粗鬆症はどのくらいの頻度なのでしょうか.

私たちが開設するもの忘れ外来でアルツハイマー型認知症と診断した初診女性患者 412 名（平均 81.2 歳）と女性非認知症 46 名（77.8 歳）に骨密度を測定した結果を解説します．骨密度の測定は DXA 法を用い，YAM が 70％以下を骨粗鬆症，70〜80％を骨量減少，80％以上を正常と規定しました．図5 は，腰椎と大腿骨近位部での結果を示したものです．腰椎でみますと，アルツハイマー型認知症では骨粗鬆症 30.8％，骨量減少 19.7％，非認知症ではそれぞれ 17.4％，13.0％でした．アルツハイマー型認知症では，骨粗鬆症ならびに骨量減少が半数を占めていたのと対照的に非認知症では 30％にすぎませんでした．大腿骨近位部では，非認知症の約 2 倍の頻度でアルツハイマー型認知症に骨粗鬆症が認められています．結論としてアルツハイマー型認知症では，非認知症と比して骨粗鬆症を含めて骨量減少を示す患者が多いことがわかりました．図6 は，年齢層別にみた骨密度の結果を示したものです．

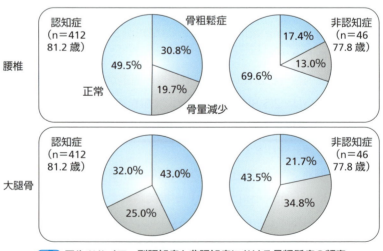

図5 アルツハイマー型認知症と非認知症における骨粗鬆症の頻度
（八千代病院 愛知県認知症疾患医療センターのデータ）

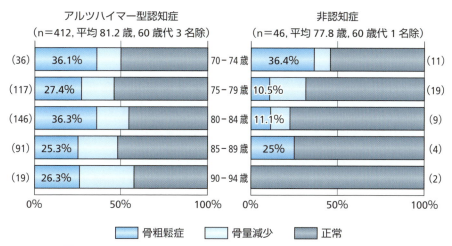

図6A 年齢層別にみたアルツハイマー型認知症，非認知症の骨密度（腰椎）
（八千代病院 愛知県認知症疾患医療センター2015年6月〜2018年10月）

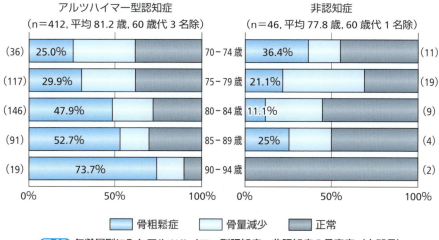

図6B 年齢層別にみたアルツハイマー型認知症，非認知症の骨密度（大腿骨）
（八千代病院 愛知県認知症疾患医療センター2015年6月〜2018年10月）

　多くの年齢層で非認知症に比してアルツハイマー型認知症で骨粗鬆症の占める割合が高くなっています．
　なぜアルツハイマー型認知症で骨粗鬆症の頻度が高いのかに関して正確な理由を私は知りませんが実臨床での結果は上記の通りです．

Q 医学的研究からみたアルツハイマー型認知症と骨粗鬆症との関係に関しての知見はあるのでしょうか．

A 骨粗鬆症におけるアルツハイマー型認知症発症に関しては，Framingham 研究にて骨密度の減少がアルツハイマー型認知症の発症リスクと関連するとの報告がなされています[5]．この研究では，女性のみに有意な関連を見出しておりますが，その後の中国や台湾からの報告では男性にも有意な関連を示すことがわかってきています．女性ホルモンであるエストロゲンが骨の老化と骨代謝に強い影響を及ぼしていることは明らかですが，エストロゲンと骨粗鬆症におけるアルツハイマー型認知症発症リスクとの関連に関しては今後の課題といえます．

逆にアルツハイマー型認知症における骨粗鬆症のリスクをみますと，アルツハイマー型認知症では，大腿骨の骨密度減少と同部における 2 倍の骨折リスクが報告されています[6,7]．アルツハイマー型認知症でみられる身体活動の不足と太陽光への暴露の減少に伴うビタミン D 欠乏が骨粗鬆症を惹起させている可能性が推測されています．骨粗鬆症は，骨形成と骨吸収の不均等が原因となりますが，骨吸収に関しては，RANKL-RANK シグナル伝達などによる促進が関与しています．脳内のアミロイド沈着と RANKL-RANK シグナル伝達は，中枢神経疾患であるアルツハイマー型認知症と筋骨格系疾患である骨粗鬆症において独立した病態のように感じられますが，実は両者の繋がりを検討した基礎的研究がみられます．Aβ_{42} が RANKL 誘発破骨細胞性骨吸収を増強すること，アミロイド前駆蛋白 APP が骨芽細胞の分化と骨形成を抑制することから両者がアルツハイマー型認知症における骨粗鬆症の発現の有害因子となる可能性が指摘されています[8-10]．Aβ_{42} の過剰発現が脳および骨の両方で生じ RANKL-RANK シグナル伝達カスケードが妨害されることで破骨細胞活性が増強され，その結果として骨粗鬆症を引き起こす可能性が示唆されているのです．この仮説が正しいのか否かの検証は不十分ですが，いずれにしてもアルツハイマー型認知症患者にみら

れる骨粗鬆症は，臨床の現場では重要な問題ではないかと思われます．加賀利先生のデータでは，大腿骨近位部での骨粗鬆症の頻度は年齢が進むに従って増加しているのですが，興味深いことにアルツハイマー型認知症では同部の骨折リスクは80歳を超えると増加しないとする報告[2,11]もみられるのです．また，骨密度はアルツハイマー型認知症の臨床経過で早期に減少するとの報告もみられています[12,13]．

骨粗鬆症治療薬をどう選択するか

では治療に関してお話を伺いたいと思います．まず，海老出先生，医学的な立場から骨粗鬆症治療薬の選択などについて解説をお願いします．

前述の骨粗鬆症の予防と治療ガイドライン2015年版の治療薬選択の考えかた[14]を以下に要約してみます．

① 骨粗鬆症治療の最終的なアウトカムは骨折の防止となります．
② 骨粗鬆症治療薬は骨量減少の抑制を目的とした薬剤がほとんどです．骨粗鬆症治療薬は，骨吸収抑制剤と骨形成促進剤に大別され，骨量減少機序として骨吸収亢進が主体の患者では前者を，骨形成低下が主体の患者には後者を選択するのが原則となります．
③ 閉経後早期の骨吸収亢進に対しては，長期的な投与が必要なことからSERMを第一選択薬となります．
④ カルシウムバランスが負に傾き骨吸収が亢進している事例では活性型ビタミンD誘導体の投与を考慮します．
⑤ 大腿骨近位部骨折のリスクが高い患者には，アレンドロネート（フォサマック®，ボナロン®）あるいはリセドロネート（ベネット®，アクトネル®），デノスマブ（プラリア®）が第一選択薬としてあげられます．
⑥ 椎体骨折の抑制効果についてはテリパラチド（フォルテオ®）が現時点では最も強い薬剤と考えられています．

⑦ 骨粗鬆症治療薬の併用療法に関しては一定の見解は得られていないようです（著者註）．ただし，骨吸収抑制薬同士の併用療法ではその効果はいずれも限定的であるとされています．

⑧ ビスホスホネート薬やSERMは，腎不全時には使用禁忌あるいは回避となっていることが多い，中等度腎機能低下では慎重な投与が必要とされます．

骨粗鬆症の治療目標に関しての見解がワーキンググループ[15]から公表されています．その見解による標準的な治療として，骨粗鬆症と診断後，治療薬としては一般的に経口ビスホスホネート製剤が選択され1年から2年ごとに骨密度を測定しながら治療を継続していきます．3年から5年後に治療薬の一時中止が検討されるかもしれません．また，治療開始1年から2年後に骨密度が有意に低下してきていると判断されるときには他剤への変更を考慮することもあります．骨代謝マーカーは薬剤の治療指標として利用していきます．

加賀利先生，実臨床の立場から認知症患者にみられる骨粗鬆症の薬物治療の考えかたや原則について解説をお願いします．

認知症患者にみられる骨粗鬆症治療で重要なことは薬剤管理を家族あるいは周囲の人々が行うことです．現在，骨粗鬆症治療薬として，作用機序ならびに投与方法（経口あるいは皮下注射，静注）の組み合わせで選択肢が広がってきています 図7 ．治療薬の開発の変遷をみますと，まず1日1回の薬剤が発売され，ついで週1回，月1回，さらに半年に1回，年に1回と投与間隔が延長してきていることがわかります．服薬回数が多いほど煩雑さが増すことを考えますと半年あるいは1年に1回の投与ですむ薬剤が理想的かと思えます．

実臨床では経口薬での治療が最も一般的であろうかと思いますが，そのなかでビスホスホネート製剤は，起床時に十分量（約180mL）の水と

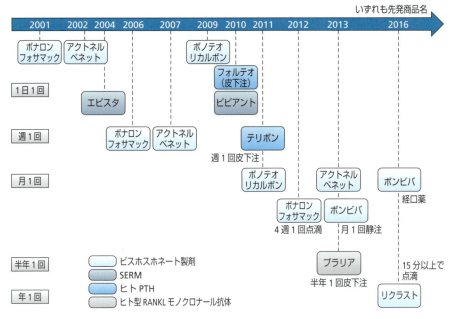

図7 骨粗鬆症治療薬（添付文書などから著者作成）

ともに経口投与すること，服薬後少なくとも30分は横にならず，水以外の飲食ならびに他の薬剤の経口摂取を避けること，との制約が設けられています．実はこの制約が認知症患者での経口ビスホスホネート製剤の服薬を困難にさせる原因にもなっているのです．認知症，特にアルツハイマー型認知症は進行しますと意欲の減退や発動性の低下によって服薬後でもすぐに横になりたがる傾向があるのです．さらに服薬後30分は飲食禁止の制約もなかなか守れないことが多いのです．ですから認知症患者に経口ビスホスホネート製剤の選択は難しいともいえます．私のもの忘れ外来にも他の医療機関で経口ビスホスホネート製剤が処方されたのですが，服薬の煩雑さに患者が服薬を拒否するので困っていますと訴えてくる家族がよくみられます．ですから私は認知症患者にみられる骨粗鬆症治療には非経口薬で投与間隔の長い薬剤を選択するほうがよいのではないかと思っています．その視点から半年に1回の皮下注射で済むデノスマブ（プラリア®）か1年に1回点滴静注のゾレドロン酸（リ

クラスト®）が適切ではないかと考えています．後者では警告として急性腎不全に対する注意が記載されていますので高齢者では要注意です．

骨粗鬆症治療薬の効果

実臨床で認知症患者に対する骨粗鬆症治療薬の効果について教えてください．

骨粗鬆症の予防と治療ガイドライン 2015 年版による骨粗鬆症治療薬の有効性の評価を 表1 に示しました．これらの評価から骨密度上昇効果がある A と骨折発生抑制効果がある A の両者を満たす薬剤は，女性ホルモン薬の結合型エストロゲン（わが国では骨粗鬆症には保険適用外）とビスホスホネート製剤のアレンドロン酸（ボナロン®，フォサマック®）とリセドロン酸（アクトネル®，ベネット®），抗 RANKL 抗体薬のデノスマブ（プラリア®）の 4 剤とされています．有効性の評価から考えますと，原則としてこの 4 剤，保険適用の点からは後 3 剤になるかと思います．また，本ガイドライン発刊後に発売されたビスホスホネート製剤のゾレドロン酸（リクラスト®）も全て A 評価とされているようです．

私の外来では，半年に 1 回の皮下注射ですむデノスマブ（プラリア®）をアルツハイマー型認知症にみられる骨粗鬆症に使用しています．図8 にその臨床効果を示しました．3 年後まで経過をみていますが，腰椎では治療を重ねるごとに開始前に比し骨密度が 10％以上改善する割合が増えてきていることがわかります．一方，開始前に比して骨密度が低下する患者の割合は 10％前後にすぎません．大腿骨の治療効果は腰椎ほど良好ではありませんが，5％未満の改善を含めて全般的に改善傾向を示すことは明らかです．ただし，開始前に比して骨密度が悪化する患者の割合も一定数みられることは注意すべき点かといえます．

第 5 章 ● 認知症に伴う骨粗鬆症・骨折の治療

表1 主な骨粗鬆症治療薬の有効性評価 〔骨粗鬆症の予防と治療ガイドライン作成委員会（日本骨粗鬆症 日本骨代謝学会 骨粗鬆症財団），編．骨粗鬆症の予防と治療 ガイドライン 2015 より〕

分類	薬剤名	骨密度	椎体骨折	非椎体骨折	大腿骨近位部骨折
カルシウム薬		B	B	B	C
女性ホルモン薬	結合型エストロゲン[#1]	A	A	A	A
	エストラジオール	A	B	B	C
ビタミン D_3 薬	アルファカルシドール	B	B	B	C
	カルシトリオール	B	B	B	C
	エルデカルシトール	A	A	B	C
ビタミン K_2 薬	メナテトレノン	B	B	B	C
ビスホスホネート薬	エチドロネート	A	B	C	C
	アレンドロネート	A	A	A	A
	リセドロネート	A	A	A	A
	ミノドロン酸	A	A	C	C
	イバンドロネート	A	A	B	C
SERM	ラロキシフェン	A	A	B	C
	バゼドキシフェン	A	A	B	C
カルシトニン薬[#2]		B	B	C	C
副甲状腺ホルモン薬	テリパラチド（遺伝子組換え）	A	A	A	C
	テリパラチド酢酸塩	A	A	C	C
抗 RANKL 抗体薬	デノスマブ	A	A	A	A

[#1]: 骨粗鬆症は保険適用外　[#2]: 疼痛に関して鎮痛作用を有し，疼痛を改善する（A）

薬剤に関する「有効性の評価 A，B，C」と基準

◆骨密度上昇効果	◆骨折発生抑制効果
A．上昇効果がある	（椎体，非椎体，大腿骨近位部骨折）
B．上昇するとの報告がある	A．抑制する
C．上昇するとの報告はない	B．抑制するとの報告がある
	C．抑制するとの報告はない

カルシウムやビタミン D 製剤の使用や効果について教えてください．

骨粗鬆症の予防と治療ガイドライン 2015 年版をみますと，カルシウム不足は，副甲状腺ホルモンの分泌を促すことで骨吸収が亢進し骨量減少を生じるのでカルシウムは骨吸収抑制薬と併用されることが多いと述べられています．カルシウム薬の骨密度上昇効果には賛否両論がみられ，

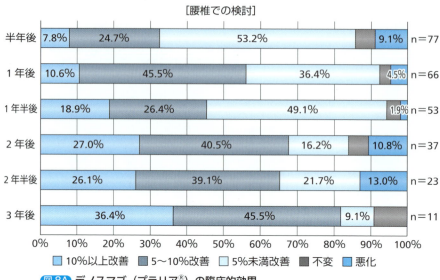

図8A デノスマブ（プラリア®）の臨床的効果
（八千代病院 愛知県認知症疾患医療センター 2015年6月～2018年10月）

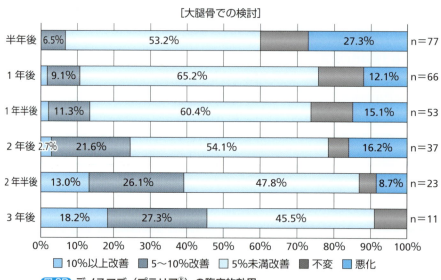

図8B デノスマブ（プラリア®）の臨床的効果
（八千代病院 愛知県認知症疾患医療センター 2015年6月～2018年10月）

　椎体骨折の抑制効果はみられますが大腿骨近位部を含む他の骨折の抑制効果は認められないとされています．

活性型ビタミン D_3 製剤として，アルファカルシドール（アルファロール®，ワンアルファ®）とカルシトリオール（ロカルトロール®），エルデカルシトール（エディロール®）が使用可能です．骨密度や骨折抑制効果について3剤のどれが最も有効かに関して定説はないと思います．

骨粗鬆症の治療目標

骨粗鬆症の治療目標はどのようになっているのでしょうか．

2017年に骨粗鬆症の治療目標に関しての見解がワーキンググループ[15]から公表されました．それによりますと，

① 骨密度減少で治療を開始した患者では，骨密度が骨粗鬆症領域から改善することが治療目標となっています．

② 骨密度（Tスコア）を目標とする場合，大腿骨近位部，腰椎における骨密度でTスコアが−2.5以下で治療を開始したときにはいずれもTスコアが−2.5以上になることを治療ゴールと設定します．

③ FRAX®を評価目標とする場合（骨折のリスクで評価すること），10年間の骨折リスクが20％以上で治療を開始したときには主要骨粗鬆症性骨折（大腿骨近位部，上腕骨，手首など）リスクを20％未満，大腿骨近位部骨折の10年間骨折リスクが5％で治療を開始したときにはリスク3％未満が目標ゴールとなります．

④ 処方されている経口薬の服薬率が80％以下の患者では，その後の骨密度の低下や骨折発生を招く可能性があるので非経口薬への変更を考慮すべきです．6カ月ごとのデノスマブ皮下注[16]あるいは3カ月ごとのイバンドロネート静注[17]は週1回の経口ビスホスホネート製剤よりもアドヒアランスが良好であったとの報告がみられます．

⑤ ビスホスホネート製剤以外の薬剤は，投与中止で骨密度が急激に低下することから休薬は適切とはいえない．ある薬剤での治療を中止する際には他の骨粗鬆症治療薬で代替療法を行うようにします．

骨折の外科的治療とその問題点

認知症患者の骨折治療に関して外科的修復（手術）を選択するか非外科的管理（保存的治療）とするかの目安について考えてみたいと思います．

施設入所をしている高度認知症患者に股関節骨折が生じた際，外科的修復をしたときと保存的に経過をみた場合の生存率を含めた転帰を検討した報告[18]がみられます．その論文の結論は，対象 3,083 名（平均年齢 84.2 歳；79.2％が女性）のなかで 2,615 名（84.8％）が外科的修復を受け，6 カ月の追跡調査の間に外科的修復で 31.5％，保存的治療は 53.8％が死亡し，前者のほうが死亡する可能性が低く，疼痛の訴えや褥瘡の出現も少なかったとされています．

高齢認知症患者では，椎体（胸椎・腰椎）圧迫骨折を生じやすいと思いますが，その治療はまず保存療法といわれています．保存療法に伴う問題点などの解説をお願いします．

椎体圧迫骨折の治療の原則は安静と痛みのコントロールです．数週間から 2,3 カ月のベッド上安静が求められ，痛みに関しては医療用コルセットの装着と鎮痛剤の使用になるかと思います．しかしベッド上安静は同時に重力負荷がかからないことから骨密度の減少を招き骨粗鬆症の増悪を生じることにもなります．痛みが十分に取れないときには，経皮的椎体形成術 BKP が治療選択となることがあります．この手術は，骨折でつぶれている椎体にバルーン（風船）を挿入し椎体のなかで膨らませた後，バルーンを抜いてできた空洞に BKP 専用の骨セメントを充填することで椎体を安定化し痛みを緩和する治療法です．わが国では 2011 年から保険適用が認可され早期離床が可能な治療とされています．

高齢認知症患者の骨折に対する保存的治療の問題点

私の外来でも高齢認知症患者が椎体圧迫骨折が原因となって入院するケースがしばしばあります．表2 に高齢認知症患者に生じた椎体圧迫骨折の問題点をまとめました．基本的には安静をはじめとする保存的治療となるのですが，認知症に限らず高齢者が椎体圧迫骨折で入院をするといくつかの問題点が浮かび上がってきます．まず，安静の期間が長くなるほど足腰の筋力低下が進み，歩行能力の低下から寝たきり状態となる危険性が高くなることです．当初から床上リハビリテーションを施行するのですが，1日のなかでわずか数十分の訓練以外はベッド上で寝ていることが多いことから当然サルコペニアが進んできます．同時に荷重がないことから骨密度の減少が進むのも当然のことでしょう．長期の臥床で認知症症状の進行・悪化も明らかです．さらに嚥下機能の低下や摂食意欲の減退から低栄養，易感染性，不顕性誤嚥などから肺炎を惹起し褥瘡なども出現しやすくなってきます．

椎体圧迫骨折に限らず高齢認知症患者の長期入院による最大の問題点は，病気自体はそれなりに治癒あるいは改善しても認知症の進行・悪化や日常生活動作 ADL の低下（とくに歩行困難になる）などによって自宅復帰ができない，家族が自宅への受け入れに後ろ向きになってしまう

表2 高齢認知症患者の胸椎・腰椎圧迫骨折の問題点

- 治療の原則は，安静と痛みのコントロール．医療用コルセットを作成し，脊椎への負担の軽減と骨変形の予防が重要．
- 治癒に向けて 2 週間から 2，3 カ月の安静期間を要することが多い．
- 保存的治療で痛みの改善が得られないときには，経皮的椎体形成術 balloon kyphoplasty（BKP）が選択肢の一つ．
- 長期にわたるベッド上安静で足腰の筋力低下が進み，寝たきりに移行する危険性．骨密度の低下が進む．
- 長期の安静で認知症症状が進行・悪化する．
- 肺炎（含誤嚥性肺炎）や褥瘡を生じやすい．

ことから介護施設へ入所せざるを得ない結末になることが少なくないことです．長期間の入院によって今まで患者と同居していた家族は患者が不在の状況に慣れてきてしまい，患者のいない生活が当たり前と感じることで退院後の引き取りに消極的になるケースをしばしば経験します．また，入院の契機となった疾患を自宅で介護する自信がないとの理由で施設入所を選択する家族もみられます．身体疾患の治療に伴う高齢認知症患者の長期入院は今後の医療経済的な問題を含めて大きな問題であろうと考えています．

高齢認知症患者に生じやすい大腿骨近位部骨折について他になにかご意見はありますか．

一般的には認知症の存在が大腿骨近位部骨折のリハビリテーション阻害因子になるといわれていますが，過去の報告では必ずしも阻害因子にならない可能性も指摘されており，この点に関しては意見が分かれるところです．認知症の重症度がリハビリテーションによる機能回復の経過に関与することは十分予想されます．認知症が軽度から中等度の段階に位置し聴覚的理解が比較的保たれている患者では理学療法士あるいは作業療法士による指示に従ったリハビリテーションを行うことができるので歩行能力の獲得や在宅復帰率は非認知症者と大きく異なることはないかもしれません．一方，認知症が進んだ結果，指示が入りにくい患者やリハビリテーションなどに対して非協力的あるいは拒否する患者，行動・心理症状 BPSD が目立つ患者ではリハビリテーション効果をなかなか期待できないのではないでしょうか．

第 5 章 ● 認知症に伴う骨粗鬆症・骨折の治療

【文献】

1) 骨粗鬆症の予防と治療ガイドライン作成委員会（日本骨粗鬆症 日本骨代謝学会 骨粗鬆症財団），編．第Ⅳ章 骨粗鬆症の予防．In：骨粗鬆症の予防と治療 ガイドライン 2015 年版．東京：ライフサイエンス出版；2015. p.43-51,

2) Tamimi I, Ojea T, Sanchez-Siles JM, et al. Acetylcholinesterase inhibitors and the risk of hip fracture in Alzheimer's disease patients: A case-control study. J Bone and Miner Res. 2012; 27: 1518-27.

3) Alkondon M, Pereira EF, Almeida LE, et al. Nicotine at concentrations found in cigarette smokers activates and desensitizes nicotinic acetylcholine receptors in CA1 interneurons of rat hippocampus. Neuropharmacology. 2000; 39: 2726-39.

4) Kim DH, Brown RT, Ding E, et al. Dementia medications and risk of falls, syncope, and related adverse events： meta-analysis of randomized controlled trials. J Am Geriatr Soc. 2011; 59: 1019-31.

5) Tan ZS, Seshadri S, Beiser A, et al. Bone mineral density and the risk of Alzheimer disease. Arch Neurol. 2005; 62: 107-11.

6) Wang HK, Hung CM, Lin SH, et al. Increased risk of hip fractures in patients with dementia: A nationwide population-based study. BMC Neurol. 2014; 14: 175.

7) Zhao Y, Shen L, Ji HF. Alzheimer's disease and risk of hip fracture: A meta-analysis study. Scientific World Journal. 2012; 2012: 872173.

8) Cui S, Xiong F, Hong Y, et al. APPswe/Aß regulation of osteoclast activation and RAGE expression in an age-dependent manner. J Bone Miner Res. 2011; 26: 1084-98.

9) Xia WF, Jung JU, Shun C, et al. Swedish mutant APP suppresses osteoblast differentiation and causes osteoporotic deficit, which are ameliorated by N-acetyl-L- cysteine. J Bone Miner Res. 2013; 28: 2122-35.

10) Yu-hung Chen Raymond Y Lo. Alzheimer's disease and osteoporosis. Ci JI Xue Za Zhi. 2017; 29: 138-42.

11) Baker NL, Cook MN, Arrighi HM, et al. Hip fracture risk and subsequent mortality among Alzheimer's disease patients in the United Kingdom, 1988-2007. Age Ageing. 2011; 40: 49-54.

12) Loskutova N, Honea RA, Vidoni ED, et al. Bone density and brain atrophy in early Alzheimer's disease. J Alzheimers Dis. 2009; 18: 777-85.

13) Loskutova N, Honea RA, Brooks WM, et al. Reduced limbic and hypothalamic volumes correlate with bone density in early Alzheimer's disease. J Alzheimers Dis. 2010; 20: 313-22.

14) 骨粗鬆症の予防と治療ガイドライン作成委員会（日本骨粗鬆症 日本骨代謝学会 骨粗鬆症財団），編．第Ⅴ章 骨粗鬆症の治療．In：骨粗鬆症の予防と治療ガイドライン 2015 年版，東京：ライフサイエンス出版；2015. p.53-123.

15) Cummings SR, Cosman F, Lewiecki EM, et al. Goal-directed treatment for osteoporosis: A Progress Report From the ASBMR-NOF Working Group on

Goal-Directed Treatment for Osteoporosis. J Bone Miner Res. 2017; 32: 3-10.

16) Freemantle N, Satram-Hoang S, Tang ET, et al. Final results of the DAPS(Denosumab Adherence Preference Satisfaction)study: a 24-month, randomized, crossover comparison with alendronate in postmenopausal women. Osteoporos Int. 2012; 23: 317-26.

17) Hadji P, Felsenberg D, Amling M, et al. The non-interventional BonViva intravenous versus Alendronate (VIVA) study: real-world adherence and persistence to medication, efficacy, and safety, in patients with postmenopausal osteoporosis. Osteoporos Int. 2014; 25: 339-47.

18) Berry SD, Rothbaum RR, Kiel DP, et al. Association of clinical outcomes with surgical repair of hip fracture vs nonsurgical management in nursing home residents with advanced dementia. JAMA Intern Med. 2018; 178: 774-80.

第6章

認知症を伴う透析患者の治療と対応

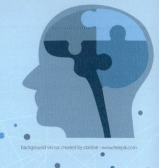

透析患者における認知症の実態とその問題点

中舘先生 次に血液透析などの透析療法と認知症に関するテーマに移りたいと思います．透析療法における認知症患者はどのくらいの頻度なのでしょうか．

海老手先生 やや古い統計になりますが，わが国の慢性透析療法の現況（2010年12月31日現在）[1]をみますと，透析人口全体で認知症ありと回答された患者は10.0％（実数としては23,525名）となっています．施設血液透析患者を対象とした調査結果の項では60歳を超えると認知症の合併率は増加し，いずれの年齢層でも女性のほうが男性よりも認知症の合併率が高いことがわかっています．

それでは，海老手先生，認知症に進展している透析患者の問題点について解説をお願い致します．

図1 は，ある透析専門クリニックで透析患者の看護で困ったことはなにかについて看護師51名にアンケート調査を行った結果を示したものです．透析看護で困ることは，穿刺している上肢を動かしてしまう，あるいは穿刺針を自己抜去してしまう，透析中に安静を保てずじっとしていられない，急に起き上がる，あるいは立ち上がる，透析療法の必要性を理解できない，水分摂取などの自己管理ができないなどが看護の視点で透析療法独自の悩ましい問題であろうことがわかりました．

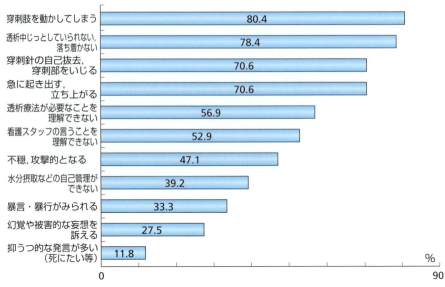

図1 認知症をもつ透析患者の看護に関するアンケート調査の結果
(透析専門クリニック 看護師51名,著者による調査)

海老手先生,認知症と診断された透析患者あるいは腎機能障害をもつ患者に対して抗認知症薬を処方する際の注意点などはありますか.

腎障害からみた抗認知症薬処方の手順と注意点

表1 に腎障害・肝障害との関連からみた抗認知症薬の特徴を示しました.ドネペジルは,腎排泄型の薬剤ですが腎機能障害を有する患者に5mgを単回投与した際の薬物動態パラメータは健常成人と有意差がないとの報告[2]がみられることなどから添付文書上では「慎重投与」とされていません.しかし,実臨床で高齢認知症患者に使用する際には慎重な投与が求められることは当然といえます.リバスチグミンでは腎機能障害患者に関する本邦での該当資料はないようです.カプセル剤(本邦未承認)による腎機能障害(GFR: 0〜50mL/min)を有する被験者での検討では,GFRとリバスチグミンのC_{max}, $T_{1/2}$ に相関がみられなかっ

表1 腎障害・肝障害との関連からみた抗認知症薬

一般名	ドネペジル塩酸塩	ガランタミン臭化水素酸塩	リバスチグミン	メマンチン塩酸塩
商品名	アリセプト	レミニール	イクセロンパッチ リバスタッチパッチ	メマリー
作用機序	アセチルコリン分解酵素の阻害	アセチルコリン分解酵素の阻害	アセチルコリン分解酵素の阻害	NMDA受容体拮抗
適応	軽度から高度AD	軽度から中等度AD	軽度から中等度AD	中等度から高度AD
治療維持量（1日量）	軽・中等度 5 mg 高度 10 mg	16 mgまたは24 mg	18 mg	20 mg
5％以上出現の副作用	なし	食欲不振，頭痛，悪心，嘔吐，下痢	食欲不振，悪心，嘔吐，接触性皮膚炎	なし
C_{max} (ng/mL) T_{max} (hr) $T_{1/2}$ (hr)	9.97 ± 2.08 (5 mg) 3.00 ± 1.10 (5 mg) 89.3 ± 36.0 (5 mg)	47.3 ± 8.3 (8 mg) 0.5 − 2.9 (8 mg) 9.4 ± 7.0 (8 mg)	8.27 ± 2.31 (18 mg) 0.0 − 16.0 (18 mg) 3.30 ± 0.59 (18 mg)	31.73 ± 4.51 (20 mg) 3.4 ± 1.8 (20 mg) 75.4 ± 17.4 (20 mg)
代謝酵素	CYP3A4，2D6	CYP3A4，2D6	エステラーゼ（CYP関与はわずか）	
代謝経路	主として肝臓	主として肝臓	主として肝臓	肝代謝（30％）
蓄積性	なし	なし	不明	不明
排泄経路	主に尿中排泄	主に尿中排泄	主に尿中排泄	主に尿中排泄
透析患者への使用	慎重投与に該当しない	除去率のデータなし 慎重投与	添付文書記載なし 使用に関し不明	添付文書記載なし 使用に関し不明

たことから腎機能低下はリバスチグミンの薬物動態に影響を及ぼさないと考えられます．ガランタミンは，排泄経路としてほとんどが尿中であることから腎機能障害のある患者では血中濃度が増加し作用が増強する可能性を否定できません．

ドネペジルとして透析による除去率を検討したデータはないようですが原則として透析患者に対するドネペジルの薬理作用は非透析患者の場合と大きな差異はないようです．その根拠として，透析患者を対象とした薬物動態試験で透析時と非透析時で平均血漿中ドネペジル濃度の動態に大きな差がなかった[3]との報告，透析中の患者にドネペジルを投与した検討がみられますが，いずれも大きな問題は生じていなかったこと[4,5]があげられます．

加賀利先生　認知症を伴う透析患者では，薬剤の透析性などの問題を含

めてその使用に難渋することが少なくないのですが，抗認知症薬に関しては日本腎臓学会から出版されている CKD 診療ガイド 2012 の記載が役に立つと思います．CKD 診療ガイド 2012 をみますと，抗認知症薬 4 剤はいずれも血液透析による透析性が認められず透析患者に使用する際，ドネペジルとリバスチグミンは腎機能正常者と同じ用量でよいと記載されています．私も抗認知症薬 4 剤のなかで腎機能正常者と同じ用量で使用できるのはドネペジルとリバスチグミンだと思います．ガランタミンに関しては報告例がないことから確実なことはいえませんが CKD 診療ガイド 2012 では 50 〜 75％に減量，メマンチンは維持量 10 mg 分 1 慎重投与との記載がみられます 表2 ．

ドネペジルに関しては，非透析患者と同様の処方手順ならびに用量でよいと考えています．透析患者に対して実臨床でコリンエステラーゼ阻害薬を使用する際，まずドネペジルの使用を考慮し，副作用などで使用できないときにはリバスチグミンを第 2 選択薬としています．私は現在までに 20 名近い透析患者にドネペジルを処方してきましたが，重大な

表2 CKD と抗認知症薬 （日本腎臓学会，編．CKD 診療ガイド 2012 を参考に作成）

商品名	Ccr（mL/ 分）			透析
	> 50	10 〜 50	< 10	
アリセプト®	3 mg から開始 軽度から中等度では 5 mg，高度は 10 mg	腎機能正常者と同じ		
レミニール®	8 mg から開始し，16 mg あるいは 24 mg で維持	50 〜 75％に減量		
イクセロン® リバスタッチ®	4.5mg または 9 mg から開始，維持は 18 mg	腎機能正常者と同じ		
メマリー®	5mg から開始し，5 mg ずつ増量 20 mg 維持	Ccr < 30 維持量 10 mg 慎重投与	維持量 10 mg 慎重投与	

副作用や不都合な状態を呈した患者を経験したことはありません．処方手順も 3 mg から開始し 5mg を維持量として必要に応じて 10 mg に増量しています．では，消化器症状などの副作用でドネペジルの服薬継続ができないとき，次の選択肢をどうするかですが私はリバスチグミンを使用するようにしています．リバスチグミンも 2 名の透析患者で使用していますが，実臨床で問題となることはありませんでした．メマンチンに関しては，日本腎臓学会のコメントと異なって，私は透析患者には使用しないほうがよいのではないかと考えております．なぜならば，メマンチンは透析患者には禁忌とされるアマンタジン塩酸塩（シンメトレル®）と化学構造が類似しているので，せん妄などの精神症状を惹起する可能性を除外できないからです．

腎障害からみた向精神薬処方の手順と注意点

では，認知症，とくにアルツハイマー型認知症に進展している透析患者が行動・心理症状 BPSD を呈しなんらかの向精神薬を投与せざるを得ない場合，どの薬剤を選択すべきかあるいは処方の注意点などについて教えてください．

表3 腎障害に関連する非定型抗精神病薬の特徴 （各インタビューフォームから作成）

	リスパダール®	セロクエル®	ジプレキサ®	ルーラン®	エビリファイ®
腎機能障害患者の薬物動態	中～高度で高い推移	高い推移	健常者と差異なし	データなし	健常者と差異なし
透析除去蛋白結合率		83%	されない 93%	資料なし 96～97%	されない 99%
主な代謝部位	肝臓	肝臓	肝臓	肝臓	肝臓
腎障害者への投与		用量調整必要なし		慎重投与	
糖尿病患者	慎重投与	禁忌	禁忌	慎重投与	慎重投与

まず抗精神病薬について解説を行います．表3 は，各インタビューフォームから作成した腎障害に関連する非定型抗精神病薬の特徴をまとめたものです．これに日本腎臓学会編のCKD診療ガイド2012の付表を参考に考えますと，リスペリドン（リスパダール®）以外の4剤は透析患者であっても腎機能正常者と同様の用量使用が可能なようです．リスペリドンだけはやや制約がかかり，初回1 mg分2とし0.5 mgずつ増量し最大4 mg分2までとなっています．クエチアピン（セロクエル®）とオランザピン（ジプレキサ®）は糖尿病患者には禁忌となっています．透析患者の背景疾患として糖尿病が非常に多いことから，この2剤の使用を考慮する際には糖尿病の有無を前もってきちんとチェックをすることが必須です．定型抗精神病薬のチアプリド（グラマリール®）は，透析性の有無が不明なこともあって，透析患者では25 mgから50 mg分1と規定されています．

易怒性や攻撃性などに対して抗てんかん薬を使用する場合，バルプロ酸は腎機能正常者と同様の用量でよいとされています．カルバマゼピンも腎機能正常者と同量となっていますが慎重投与が追記されています．新規抗てんかん薬とされるガバペンチン（ガバペン®）やトピラマート（トピナ®），ラモトリギン（ラミクタール®），レベチラセタム（イーケプラ®）は，日本腎臓学会編のCKD診療ガイド2012によりますと，腎障害の重症度あるいは透析によってきめ細かく用量を設定するように記載されています．一方，てんかん診療ガイドライン2018では，ラモトリギンは腎障害時の調節は不要と述べられています．

私が今までに診療した認知症を伴う透析患者は数十名ほどですが，そのなかで抗精神病薬や抗てんかん薬を使用した患者はほとんどいないのが実情です．そのなかで易怒性や暴力行為などを示した1名でカルバマゼピンを処方したことがあります．300 mgまで増量しましたが副作用などはみられませんでした．

透析開始と継続の意思決定プロセスについて

透析と認知症との関連で大きな問題の1つに認知症患者に透析療法が必要となった際にその導入の是非をどう考えるかがあるかと思うのですが，海老手先生，その点に関して医学的な決まりなどはあるのでしょうか．

日本透析医学会から2014年に維持血液透析の開始と継続に関する意思決定プロセスについての提言[6]が出されています．この提言では患者に判断能力があるか？が大前提となっていますが，この判断能力の有無をどう見極めるのかに関しては言及されていません．この提言では患者に判断能力がないと判断された場合，以下の手順をあげています．括弧内は私なりの解釈となります

① 家族が患者の意思を推定した結果，維持血液透析の見合わせ（非開始や継続中止に該当）を決定したときにはその過程を共有し尊重する（家族が患者の希望を受け入れて見合わせを決めたときにはそれに従う）．

② 患者の意思を推定できても家族がその意思決定をできないあるいは迷う場合には，医療チームが支援し，両者間で合意に至れば，その過程を共有し尊重する（家族が見合わせについて判断できないときには医療チームが介入し両者の間で意思統一を図る）．

③ 患者の意思を推定できない場合，家族と医療チームが十分な話し合いを行い，決定された結果を尊重する．

④ 上記③の話し合いで合意形成ができない場合，複数の専門家からなる委員会を設置しその助言により合意形成に努める．

上記の手順は認知症患者にも当てはまるものといえます．認知症患者でも軽度の段階では透析療法を受け入れるか否かの判断をすることは可能かもしれませんが，中等度以上に進展し理解力の低下や判断能力の低下

から喪失に至った段階では透析療法を受け入れるか否かの判断は患者本人では困難になるでしょう．結局，そのような状況では家族による判断を待つしかないといえますね．

介護を進める上での注意点

認知症に進展している透析患者を介護する際の注意点や家族・看護スタッフへの指導について加賀利先生，なにかコメントはありますか．

透析患者にみられる認知症は，ある面では非透析患者の場合と異なる特徴があるかと思います．表4 に私が考えている看護・介護を進める上での対策をまとめてみました．認知症に進展している透析患者でも行動・

表4 認知症と診断された透析患者への看護・介護の実際

- 活発な行動・心理症状が目立たない，おとなしい患者には他動的な働きかけが重要．
- 患者の行動や言動などの情報を透析スタッフ全員が共有し，統一した対応や接しかたを心がける．
- 透析日の行動パターンを統一させ，患者が戸惑わないよう心がける．
- 透析開始時間を他患とずらし，目が届くようにする，カウンターやナースセンター近くのベッドを使用し観察を怠らない．
- 家族との連携を密にし，自宅での患者の様子を確認し，行動障害の予防策がみつからないかを検討する．
- とくに問題のある患者では，可能な限りそばにひとりのスタッフを配置する．話し相手になるなどの対応．
- 患者の訴えを傾聴する，共感する姿勢，接しかたを考える．
- 患者が何か行動を起こそうとする時，会話や手を握り，患者の注意を他に向ける．
- 患者が信頼している家族や人間に透析中は傍らにいてもらう，見守りを依頼する．
- 安全が確保できるならば，本人の意思通りの行動をさせる選択肢も考えられる．

心理症状 BPSD が目立たない患者は少なくありません．表現が不適切かもしれませんが，このタイプの患者は家族や透析スタッフの言う通りに行動してくれるので透析療法の際に大きな問題を生じることはないと思います．最も重要なことは，行動・心理症状 BPSD として一括りにしますが各患者が示すこれらの情報を透析スタッフ全員が共有し統一した対応や接しかたを心がけることです．スタッフごとで対応が異なると患者側に混乱や戸惑いが生じることになり行動・心理症状 BPSD のさらなる増悪を招くことになりかねません．まずは非薬物療法をいかに進めることができるかが求められるかと思います．

【文献】

1) 中井　滋，井関邦敏，伊丹儀友，他．わが国の慢性透析療法の現況（2010 年 12 月 31 日現在）．透析会誌，2012; 45: 1-47.

2) Tiseo PJ, Foley K, Friedhoff LT. An evaluation of the pharmacokinetics of donepezil HCl in patients with moderately to severely impaired renal function. Br J Clin Pharmacol. 1998; 46: 56-60.

3) 石上裕剛，梅津優子，小林徳朗，他．血液透析患者におけるアリセプト®（ドネペジル塩酸塩）単回経口投与時の薬物動態．腎と透析．2011; 71: 144-51.

4) Suwata J, Kamata K, Nishijima T, et al. New acetylcholinesterase inhibitor (donepezil) treatment for Alzheimer's disease in a chronic dialysis patient. Nephron. 2002; 91: 330-2.

5) 合田朋仁，高橋俊雅，後藤博道，他．アルツハイマー病を合併した血液透析患者における塩酸ドネペジル（アリセプト®）の薬物動態－経時的に血中濃度を測定できた 1 症例を含む 4 症例の検討－．腎と透析．2007; 63: 923-6.

6) 日本透析医学会血液透析療法ガイドライン作成ワーキンググループ　透析非導入と継続中止を検討するサブグループ．維持血液透析の開始と継続に関する意思決定プロセスについての提言．透析会誌．2014; 47: 269-85.

【参考書籍】

日本腎臓学会，編．CKD 診療ガイド 2012．東京: 東京医学社，2012.

第7章

認知症に伴う食行動障害の治療

認知症患者にみられる食行動障害をどう考えるか

中舘先生 認知症の進行に伴って日常生活動作も徐々に低下をしていくことはよく知られたことですが，食事に関しても同様の傾向がみられるものなのでしょうか．認知症が進むと食事をする能力も低下をしていくのでしょうか．

海老手先生 日常生活動作を評価する際，生きていくための基本的な能力と何らかの手段を用いて生活をしていく能力に大別し考えていくことが重要です．食事は，前者の基本的日常生活動作に該当するものです．私は，以前に初診アルツハイマー型認知症 230 名について PSMS（Physical Self-Maintenance scale）を使用して基本的日常生活動作を調べたことがあります．その結果を 図1 に示します．食事に関しては，アルツハイマー型認知症が高度に進展しても患者自らで食事をすることは可能といえるのです．ちなみに食事の支度をする能力は手段的日常生活動作に該当するのですが，IADL（Instrumental Activities of Daily Living）を用いた検討からアルツハイマー型認知症では軽度の段階からこの能力は低下をしてくることがわかっています 図2 ．

では，認知症患者にみられる食行動障害について概観を教えてください．

認知症患者にみられる食行動障害として，過食あるいは拒食，異食，盗食，遊び食い，嚥下をしない，食嗜好の変化などがあげられます．さら

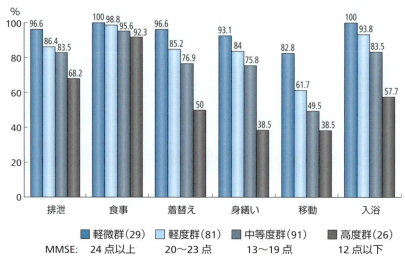

図1 重症度別にみた基本的日常生活動作の自立の割合
　　　初診アルツハイマー型認知症 230 名，女性：154 名，男性：76 名　PSMS で評価

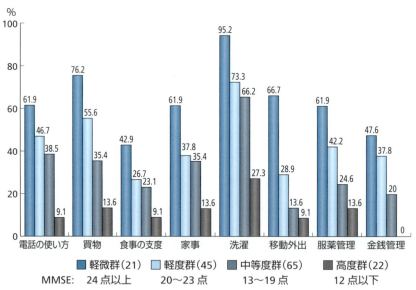

図2 重症度別にみた手段的日常生活動作の自立の割合
　　　初診アルツハイマー型認知症，女性：154 名　IADL で評価

に日常診療でしばしばみられるものに食行動を開始しないあるいは食欲不振があるかと思います．

認知症診療で食欲不振，食欲低下を示す患者を診療したとき，認知症だから仕方ないと安易に考えず食事を摂らない原因を探索することが重要です．その際，重要なことは食べられないのか食べないのかをまず鑑別することです 図3 ．食べられない原因としては背景に身体疾患や嚥下機能に関与する神経筋障害などが存在していないかを考えます．身体疾患では，消化性潰瘍や逆流性食道炎，肺炎，便秘などがみられないかを探索します．ついで現在服薬している薬剤の副作用ではないかを検討することも重要でしょう．向精神薬で鎮静がかかっていたり大量の薬剤服薬で味覚障害を起こしたりすることで食事が進まない場合も少なくありません．無症候性脳血管障害の出現によって仮性球麻痺を呈している場合もあります．認知症だから精神的なものと決めつけず，まず身体や薬のチェックをすることが肝要です．これらを除外したのちに食べないとの視点で原因を考えていきます．食べない要因として認知症の重症度と行動・心理症状 BPSD の存在が想定されます．アルツハイマー型認知症をはじめとして認知症では，重症度（中核症状）が進むほど発動性の低下や食事・摂食に対する関心の低下がより顕在化してきます．食事をしようとする活動を開始しない，食事に関心を示さなくなる，失行のた

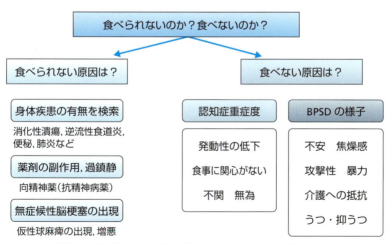

図3 食思不振，食欲低下の患者を診療したとき，考えること

めに箸やスプーンを目的に沿って使えない，失認のために食物として認識できないなどの状態を呈してきた結果，食べないこともあるのです．一方，BPSDからみますと，不安感や焦燥感，攻撃性の亢進，暴力行為，うつがみられることで食べない状態を示すことがあります．食欲不振，食べないとの現象の背景には多くの要因が存在することを念頭において診療を進めたいものです．

加賀利先生 病期からみたアルツハイマー型認知症の食行動障害について私の経験から考えてみます．軽度の段階では，記憶障害に起因する行動障害はみられますが拒食や過食などの食行動自体の変化は少ないと思います．具体的には，同じ食材を何回も買ってくる，同じ料理が出てくる，鍋を頻繁に焦がす，冷蔵庫内の食材の管理ができないなどの訴えが多いと思います．中等度に進みますと，食事をしたことを忘れて何回も食事を要求する，何回も食べてしまう．食べたことを忘れて家族が食べさせてくれないと被害的な訴えをする状態を示すことがあります．また夜間の間食が頻繁になることもあるようです．高度に進展すると，発動性の低下によって食行動を開始しない．食に関心を示さない，さらに拒食や便を食べるなどの異食がみられるようになってきます．末期に至ると食事介助に開口しない，嚥下運動の喪失がみられてきます．

認知症患者にみられる食行動障害を神経心理学との関連で考えてみます．食べたことを忘れてしまう，何回も食べる，買い物で同じ食材を繰り返して買ってきてしまうのは記憶障害に由来する病態です．白い茶碗のなかの白米を認識できない，食物であることがわからないのは失認，箸やスプーンの使い方が拙劣あるいはわからない，食べ方がわからないのは失行，「食事ですよ」との声かけを理解できないのは失語に由来した状態です．食卓の料理あるいはお皿の料理の左半分に関心が向かないあるいは食べないのは左半側空間失認によるものです．

食行動障害への具体的な対策

加賀利先生，実臨床の経験から認知症患者にみられる食行動障害に対する具体的な対策を教えてください．

認知症患者にみられる食行動障害は多くの要因が絡み合って出現しているものと推測されます．アルツハイマー型認知症でみられる食行動障害に対する援助を 表1 に示しました．これらの対策はレビー小体型認知症や血管性認知症にも適用ができると思います．

① 失認に由来する病態として，食事あるいは食物であることが認識できないことがあります．食物であることを認識できる環境作りを指

表1 アルツハイマー型認知症の食行動障害への援助

- **失認**：食事，食物であることを認識できる環境整備．白い茶碗の中の白米を認識できないときには味付けごはんやふりかけをかける．
- **失行**：おにぎりやサンドイッチのように手で持って食べられる食形態にする．箸よりもスプーンを使用する．
- **情報過多**：食卓に多くの料理や食器が置かれていることで混乱する場合には1つの皿にすべての料理を盛りつける．料理をいくつか混ぜてしまう場合には1品ずつ配膳する．
- **注意障害**：人が通ったり物音に注意が転導し摂食行動を中断する場合には，食事に集中できる環境整備を心がける．
- **食歴を検討**：本人が食べたい，食べ続けたいと思える食事を提供しているかを検討する．
- **姿勢，体位**：これらが不適切（後屈，筋強剛など）なために摂食開始が困難．やや前傾姿勢をとれるように椅子やクッションを整える．
- **味覚・嗅覚障害**：味がわからないことから食べたくない．味付けをやや濃くする，刺激臭のある食事，たとえばカレーライスなどを提供する．
- **摂食時間や摂取量が不規則**：睡眠覚醒の確立．食事の時間を決めず，食べたいときに食べてもらう．しっかり目覚めているときに食べてもらう．
- **幻覚・妄想**：ごはんに毒が入っている．患者の目の前でごはんをよそう．
- **終末期**：本人が食べたいと思える食べ物を食べられる範囲で援助する．自然な看取りに繋げる．

導します．たとえば，白い茶碗の中の白米をご飯と認識できない患者がみられます．その場合には，黒い茶碗に変えるあるいは白米にふりかけなどをかける，色のついた炊き込みご飯に変更するなどの対策が有効といえます．

② 失行としては，箸やスプーンなどの道具の使用が拙劣になる場合があります．その際には，一口サイズのおにぎりやサンドイッチにして手でもって食べられるようにするとよいでしょう．

③ 患者が受け取る情報が過多になっていることで食事が進まない場合があります．認知症，とくにアルツハイマー型認知症では情報処理能力が低下をすることが少なくありません．非認知症の高齢者ならばなんでもないことが認知症患者では情報が多すぎて混乱をしてしまうのです．たとえば，食卓に多くの料理や食器が並んでいることでどうしたらよいのか困惑してしまうのです．そのような場合には，ひとつのお皿にすべての料理を盛り付ける，懐石料理のように一皿ずつ提供するなどの工夫をしていきます．

④ 注意障害の結果として食事が進まない場合，たとえば，介護施設で傍を人が通ったり物音がしてそちらに関心が向いたりするときには，他の利用者から少し離れた場所で食事に集中できる環境作りを心がけます．

⑤ 食歴の検討も重要です．その患者が今までどのような食事を好んでいたのかが判明すれば，患者が食べたい，あるいは食べ慣れている食事を提供することで食行動障害が改善するかもしれません．私の経験した患者ですが入院中に食欲不振を呈していたのですが，患者に食事のなかでなにが好きなのかを尋ねたところ，麺類が好きで自宅ではよく食べていたとの情報を得たことで入院食として麺類をしばらく出してもらうことで食欲が進んだことがありました．

⑥ 食べるときの姿勢や体位も重要です．頸部後屈や筋強剛のために摂食嚥下に困難をきたしているときには，やや前屈姿勢がとれるように椅子やクッションを整えます．

⑦ アルツハイマー型認知症では，味覚・嗅覚障害が出現するといわれています．味がわからないから食べたくない，美味しくないと感じているかもしれません．味付けをやや濃くするあるいは塩味を増やす，刺激臭のある料理，たとえばカレーライスなどを提供すると食欲が進む患者がみられます．

⑧ 摂食時間を厳密に設定しないことも重要です．認知症患者では睡眠覚醒リズムが乱れていることが少なくありません．いわゆる朝昼晩の食事時間に覚醒度が下がっている場合もあるのです．しっかり目覚めているときに食べてもらうように食事時間を少しずらすなどの工夫を行います．また，食事時間に関係なく食べたいときに食べてもらうのもよいでしょう．

⑨ ご飯に毒が入っているから食べたくないなどと精神症状由来の食行動障害も数は少ないですがみられることがあります．患者の目の前でご飯をよそうなどの対策が有効なことがあります．

認知症患者で徐々に体重が減少してきていますと家族から相談を受けることがあるかと思いますが，どのように考えたらよいのでしょうか．

認知症のために食事が摂れないのだから仕方ないと安易に考えないことが重要です．体重が減少する原因として，きちんと摂食ができているのか，たとえば食べこぼしがないのか，徘徊や夜間の不穏などの過活動のために消費エネルギーが増大していないのか，その患者にあった適切なエネルギー提供がなされているのか，背景に悪性腫瘍などの消耗性疾患が隠れていないのかなどを探索するよう心がけます．

食べこぼしの原因として，不全片麻痺や振戦などの運動障害や半側空間失認などの視覚認知障害などがあげられます．徘徊や夜間不穏などの過活動は予想以上にエネルギーを消費するようです．やや多めのエネルギー量を提供するとよいでしょう．背景に認知症以外の身体疾患が存在していないかを考慮することも重要な点です．コントロール不良な糖尿

病や慢性呼吸器疾患，肺結核，胃癌，肺癌をはじめとする悪性腫瘍では，しっかり食事をしているのに体重が減少してくることが多いのです．

食行動障害に対する薬物療法の実際

食行動障害のなかで食欲不振，食欲低下を示す患者に対して有効な薬物療法はあるのでしょうか．

漢方薬で食欲不振によく用いられるのは，六君子湯や人参養栄湯，半夏瀉心湯，補中益気湯などと思います．胃の内分泌細胞から分泌されるグレリンは食欲亢進や食事摂取量を増加させる唯一の消化管ホルモンといわれています[1]．詳細な機序は未だ明らかになっていませんが六君子湯がグレリンを介して食欲増進作用を発現しているとの報告[2,3]がみられています．私も介護家族の希望で人参養栄湯を処方した患者がいますが臨床的に明らかな食欲亢進作用を確認できたとの印象は薄いのです．

上記の漢方薬でも同様ですが食欲を亢進させる確立した薬物療法は存在しないようです．実臨床でかかりつけ医の先生がたが食欲亢進を目的にしばしば処方している薬剤として，スルピリド（ドグマチール®）があるかと思います．この薬剤はユニークな特徴をもち，少量（1日150 mg）では，胃・十二指腸潰瘍薬として働き，中等量（1日150〜300 mg）ではうつ・抑うつ状態の改善，高用量（1日300から1,200 mg）で抗精神病作用（統合失調症治療薬）を示すとされています．おそらくかかりつけ医の先生がたが処方する動機としては食欲不振の患者の背景に消化器系疾患あるいは抑うつ状態が存在することを想定して使用しているのだろうと思われます．しかし私は，スルピリドを高齢認知症患者に使用するのは可能な限り避けるべきであると考えています．なぜならば，高齢者ではスルピリドの副作用としての錐体外路徴候や薬剤性パーキンソニズムが出現する危険性が非常に高いからです．私は，実臨床では高齢者にスルピリドを使用することはまずありません．その他には，

非定型抗精神病薬のオランザピン（ジプレキサ®）やシプロヘプタジン（ペリアクチン®）などが食欲増進を期待できるかもしれない薬剤ですが実臨床での使用はなかなか難しいでしょう．

抗認知症薬のなかで正確な理由は不明ですがリバスチグミン（リバスタッチ®，イクセロン®）がアルツハイマー型認知症でみられる食欲不振あるいは食行動を開始しない状態に有効ではないかといわれています．この薬効に私が初めて気づいたのはリバスチグミン発売数カ月後にある事例を経験したことからです．その事例を呈示します．患者は86歳，女性です．受診の1.5年前に腰痛が出現し寝ていることが多くなってきました．その頃は食後に再び食事をしようとする食行動が頻繁でした．半年前から食欲低下が出現しこの2週間は米飯を全く食べずラコール®を少し飲むだけです．1週前から全く経口摂取をしなくなったことから当院消化器内科を受診してきました．家族が胃カメラ検査などを拒否したことで私の外来に紹介になっています．患者は家族に支えられて入室，問診では記憶障害や見当識障害は明らかでありこの数カ月入浴もほとんどしていないことが判明しました．アルツハイマー型認知症と診断したのですが，食欲低下に対してどうしたらよいかと困った結果，とりあえずリバスチグミンは貼付薬なので食事摂取に関係はないだろうと考え4.5 mgから開始しました．貼付開始4日目から患者はうどんを食べ始めお代わりもするようになったとのことでした．そこから食事が進むようになりケーキも食べるようになってきたのです．1カ月後，9 mgの段階にて茶碗でご飯のお代わりをするなど食欲は以前の状態に復していました．食欲回復後に施行したHDS-Rは10点，MMSEは14点でした．この事例は，リバスチグミン以外になにも使用していないことからこの薬剤が食欲低下に対してなんらかの効果があるのではないかと考えるようになり，その後，数名の患者で同様の効果を確認できたことからリバスチグミンには食欲改善効果があるのではと確信するようになったのです．

リバスチグミンの食欲低下に対する効果はレビー小体型認知症でもみられるようです．以下の事例は，入院中に食欲低下をきたしてきたレビー小体型認知症です．患者は 76 歳，女性．数年前に私がレビー小体型認知症と診断するも通院が途絶えていました．あるとき不穏状態となり脳神経外科に入院するも抑制や鎮静剤の使用などで入院来経口摂取が 1 割以下の状態が 10 日間持続し胃管挿入も考慮されていました．貼付前は病院食を 1 口から多くても 3 割前後しか摂取しませんでしたがリバスチグミン 4.5 mg 貼付翌日から 3 食全量摂取が可能となり以降その状態で継続しています．

私は，食欲不振，食行動を開始しない多くのアルツハイマー型認知症患者にリバスチグミンを処方してきましたが，その経験からいえることはリバスチグミンの食改善効果は全ての患者にみられるわけではないのです．また，食欲が普通の患者に使用しても食欲が亢進したり過食になったりする患者はいないようです．私は，認知症診療を進める上で食欲不振や食行動を開始しない患者にはまずリバスチグミンをトライしてみる価値があるのではないかと考えています．

さらに以下に最近経験した事例を提示します．

食欲不振を示す，75 歳，男性，高度アルツハイマー型認知症

　もの忘れ外来受診の 10 カ月前に膵臓癌の手術を受けています．その後，食欲が進まず，近医からエンシュア H® の処方を受け 1 日 1 袋飲んでいます．現在，自宅内のトイレの場所がわからない，終日ぼーっとしていてなにもしない状態です．散歩や畑仕事もしなくなってきました．以前は薬の仕分けを自分で行い服薬していましたが今は全くその行動をしません．問診では自分の年齢も答えることができない状態でした．既往歴として，4 年前に足首の骨折，以降杖使用で歩行していましたが現在外出は車いすの状態です．10 年前に胃癌で胃全摘出術を施行されています．初診時の HDS-R は 3 点，MMSE は 4 点でした．リバスタッチ® 9 mg 開始 2 週後の再来で妻は，「リバ

スタッチ®は毎日貼っている．何回にも分けて割に食べられるようになってきた．以前よりもやや動きが出てきている」．リバスタッチ® 13.5 mg 開始4週後の再来で妻は，「すごくよくなってきた．別人になっている．食欲は改善しており，1回の摂取量は少ないが空腹感を訴え何回も食べるようになった．今までトイレに1人で行けなかったが今は自分でトイレに行ける，庭の枯れ葉の掃除もし始めた．準備をすれば自分で整容もできるようになったし散歩にも積極的に出て行くようになった（車いすは不要になった）．狐につままれた感じがする」と述べていました．

リバスチグミンが食欲不振，食行動を開始しない患者に有効なメカニズムなどをどのように考えたらよいのでしょうか．

その正確な理由はよくわからないのが現在の実情だと思いますが，グレリンという消化管ホルモンとの関連性をいわれています．グレリンは，胃内分泌細胞で産生されるペプチドホルモンの一種で下垂体に働き成長ホルモン分泌を促進するとともに視床下部に働いて食欲亢進や体重増加など代謝調整作用をもつとされています．リバスチグミンの特徴の一つであるブチリルコリンエステラーゼ阻害作用がグレリンの加水分解を抑制することで血中グレリン濃度が増加し食欲の改善を起こしているのではないかとの仮説が唱えられています．

私は，リバスチグミンの前頭葉に対する賦活作用も関与しているのではないかと推測しています．実臨床の経験ですが，前頭葉機能を評価する FAB（Frontal Assessment Battery）を用いて検討した結果 **図4** では，リバスチグミンは，前頭葉機能の改善ならびに長期的な維持効果を期待できるようです．この図を解説しますと，開始前にFABを施行しその後1年，2年と年単位でFABを再施行し各時点での得点と開始時の得点の差分から1点以上改善していたときには改善群，1点以上悪化して

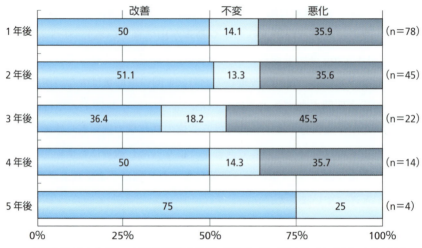

図4 リバスチグミンの長期的臨床効果（FAB）（八千代病院 愛知県認知症疾患医療センターのデータ）
自験例 18 mg + 13.5 mg + 9 mg 群

いた場合には悪化群，変化がなければ不変群として分類しています．経過とともに患者数は減っているのですが4年後でも改善群と不変群が半数以上を占めていることがわかります．この前頭葉機能の改善あるいは維持効果が食行動の改善の一因になっているのではないかと私は推測しています．

【文献】

1) Wren AM, Bloom SR. Gut hormones and appetite control. Gastroenterology. 2007; 136: 2116-30.
2) Takeda H, Sadakane C, Hattori T, et al. Rikkunshito, an herbal medicine, suppresses cisaplatin-induced anorexia in rats via 5 -HT2 receptor antagonism. Gastroenterology. 2008; 134: 2004-13.
3) Matsumura T, Arai A, Yonemitsu Y, et al. The traditional Japanese medicine Rikkunshito increases the plasma level of ghrelin in human and mice. J Gastroenterol. 2010; 45: 300-7.

【参考書籍】

吉田貞夫, 編. 認知症の人の摂食障害　最短トラブルシューティング　食べられる環境, 食べられる食事がわかる. 東京: 医歯薬出版; 2017.

第8章

入院認知症患者の治療と対応

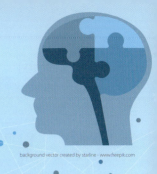

認知症ケア加算からみた入院認知症患者の実態

中館先生 では，身体疾患などで入院している認知症患者について考えてみたいと思います．海老手先生，認知症患者，とくに高齢認知症患者ではどのような疾患での入院が多いのでしょうか．

海老手先生 認知症ケア加算制度が導入されたことで高齢認知症患者が入院を余儀なくされる疾患の病態が少し明らかになってきたように感じています．おそらくその地域における病院の位置付け（急性期病院なのか慢性期を主体とする病院なのかなど）や病院内での病棟の特徴から入院してくる患者の疾患は異なるかと思います．たとえば，整形外科病棟では転倒から大腿骨近位部骨折や脊椎圧迫骨折で入院してくる高齢認知症患者が多いことは当然ですし内科病棟では内科系疾患で入院してくる患者が大部分だと思います．ここでは，内科系病棟（内科急性期病棟ならびに地域包括ケア病棟など）に入院した高齢患者のデータを紹介したいと思います．

図1 は，2018年5月から2019年4月までに認知症ケア加算Ⅰにて介入した内科系入院患者157名の性別ならびに年齢層，入院前居住形態を調べた結果です．認知症ケア加算Ⅰは，日常生活自立度が3以上（日常生活に支障をきたすような症状・行動や意志疎通の困難さがときどきみられ介護を必要とする）の患者を対象としています．性別では女性がやや多い傾向にあります．年齢層では，80歳代が42.0％，90歳代が37.6％を占め両者で全体の80％近くを占めていました．入院前居

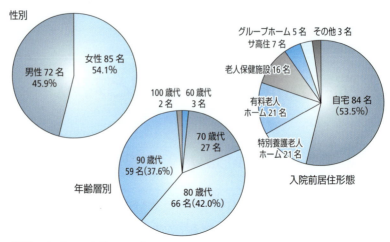

図1 認知症ケア加算Ⅰの現況（八千代病院 愛知県認知症疾患医療センター 2018年5月～2019年4月）
n＝157 内科系病棟 158床

住形態をみますと自宅からの入院と特別養護老人ホームや有料老人ホーム，老人保健施設などの介護系施設からの入院が半々の割合になっています．これらを俯瞰しますと80歳を超えた高齢者の入院が多く，自宅ばかりでなく介護系施設からの入院も多いことがわかります．過去に認知症と診断されていた患者は111名70.7％に及んでいました．

図2 は，157名で入院となった原因疾患を示したものです．高齢者では複数の入院原因疾患をもつことも少なくありませんが，ここでは主な原因疾患をまとめたものです．肺炎・誤嚥性肺炎で入院した患者が81名51.6％，肺炎・誤嚥性肺炎＋心不全が5名3.2％であり，両者を合わせると肺炎・誤嚥性肺炎が全体の6割近くを占めていることがわかりました．この86名のなかで認知症とすでに診断を受けていた患者は60名で肺炎・誤嚥性肺炎で入院してくる患者の70％を占めていました．入院前の居住形態では自宅からの入院が42名，介護系施設からの入院が44名となっています．前者がいわゆる市中肺炎であり後者が医療・介護関連肺炎（nursing and healthcare-associated pneumonia：NHCAP）に該当します．

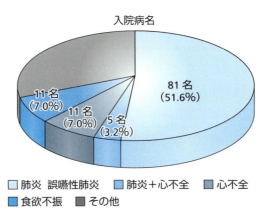

図2 認知症ケア加算Ⅰからみた肺炎・誤嚥性肺炎
(八千代病院 愛知県認知症疾患医療センター 2018年5月〜2019年4月での検討)
n＝157　内科系病棟158床，病名は重複あり

 加賀利先生　肺炎・誤嚥性肺炎で入院してきた高齢認知症患者の治療について考えてみたいと思います．私は以下のように考えています．

① 入院日数は可能な限り短期間にするよう努めることが最も重要ではないかと考えています．入院が長期化すると認知機能の低下が進み，フレイルやサルコペニアも悪化していきます．肺炎は治癒しましたが寝たきりとなり自宅復帰が叶わず施設入所となることも少なくありません．

② 肺炎イコール絶食ではなく患者の嚥下機能に合わせてできる限り経口摂取を継続するようにします．たとえばゼリー食などをトライしながら治療を進めます．絶食が長引きますと嚥下機能の低下がさらに進み不顕性誤嚥や栄養状態の悪化を招き肺炎治療の遷延化をきたします．

③ 点滴は日中の一時点滴とします．多くの患者は絶食とされることから輸液として1日1,500 mL前後で持続点滴が施行されます．この持続点滴が夜間の点滴自己抜去や身体拘束に繋がりかねないことから必要量を日中に済ませるほうがよいでしょう．日中ならば家族がベッド脇で点滴を見守ることができ自己抜去の可能性がかなり低く

なると思います．

④ 入院直後から退院を目標にリハビリテーションを開始するようにします．肺炎だからといって必ずしも終日ベッド上安静にする必要はないわけですから早めに床上リハビリテーションを開始するのがよいと思います．このとき問題になることとして，認知症が進んだ患者では理学療法士などの指示が入りにくいこと，リハビリテーション拒否あるいは理学療法士や作業療法士などへの暴力行為などがあげられます．早期リハビリテーションの必要性と患者の示す様態との兼ね合いに悩むことが多いと思います．

⑤ そもそも全ての肺炎・誤嚥性肺炎の患者を入院治療する必要があるのでしょうか？これに関してはなかなか難しい問題だろうと思います．肺炎の入院判断の目安なども出されていますが，それだけで単純に済むことなのかどうかもわかりません．先日認知症ケア加算Ⅰで回診をした患者は 97 歳，女性，肺炎で老人保健施設からの紹介でした．その施設でも寝たきりでほとんど経口摂取ができない状態にて肺炎を生じたのです．家族も積極的な治療を望まないなかで施設での看取りとの選択肢はなかったのでしょうか．

高齢認知症患者に限らず高齢者の肺炎・誤嚥性肺炎の治療に関してどこまで治療をするのか，どのような形態での治療が望ましいのかなどについて，もっと議論を深めていくことが必要ではないかと思います．

入院認知症患者にみられる BPSD への対策

図3 は，認知症ケア加算Ⅰにて介入した入院患者における病棟で困っている病態を示したものです．点滴自己抜去（点滴チューブを噛み切るなどを含めて）が最も頻繁にみられ，ついで易怒性や興奮，暴力行為，危険行動（立ち上がりなど），不穏，睡眠障害（不眠，昼夜逆転など）の順になっています．

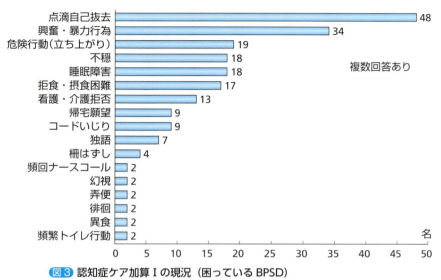

図3 認知症ケア加算Iの現況（困っているBPSD）
八千代病院認知症ケア加算I　2018年5月から2019年4月の統計，n = 185

　点滴の自己抜去に対しては，持続点滴をやめて日中に点滴が終了する一時点滴に切り替えて家族らに見守りを依頼することでかなりの部分で対応が可能になるかと思います．肺炎や脱水，食欲低下などの身体疾患で入院すると医師は24時間の持続点滴を指示しがちです．おそらく急変時などの点滴確保も目的にしているのでしょうが，あまり意味がないように感じます．入院中の急変時には，現在の多くの医師の医療技術では点滴ラインの確保はそれほど困難ではないでしょう．ですから少なくとも認知症患者の場合，夜間せん妄などによる点滴の自己抜去の危険性を考え1日必要量を午前から夕方までに済ませるのが理想的といえます．そのように述べると心不全の患者では輸液による心負担の視点から24時間でゆっくり点滴をするのがよいと循環器内科の医師から異議を唱えられるかもしれません．しかし，心不全の患者では，元々輸液量を少量に制限することが多いのですから決して24時間で滴下する必要はないでしょう．持続点滴に関してはオーダーをする医師のパラダイムシフトが求められると思います．

　看護・介護拒否などに関しては有効な薬剤がないことから薬物療法の出

番はなく非薬物療法が優先されるべきでしょう．

病棟で最も問題となることは患者が示す興奮や暴力行為，安静を保てずに立ち上がるなどの危険行動，睡眠障害に代表される行動・心理症状BPSDではないでしょうか．

認知症患者が入院した場合，夜間せん妄や睡眠障害が看護スタッフの大きな悩みごとだろうと思います．ここでは私が実際に行っている薬物療法について紹介します．夜間せん妄の治療の原則は，睡眠覚醒リズムをきちんと確立することです．つまり夜間にどれだけ睡眠を確保できるかが夜間せん妄を改善できるか否かの分かれ目になるといえます．

① 入院してくる認知症患者は 80 歳代，90 歳代の高齢者のことが多く，いわゆる睡眠薬はなかなか使用しにくいのが現状ですし，夜間せん妄を生じている患者では睡眠薬だけではなかなか効果を期待できないように感じています．しかし，ごく軽度の睡眠障害あるいは軽度せん妄の場合，入院前まで睡眠薬の服薬歴がない患者ではスボレキサント（ベルソムラ®）10 mg あるいは 15 mg の服薬が睡眠確保の効果を期待できる場合があります．

② 入院前までにメマンチン（メマリー®）の服薬歴がない患者で夜間やや不穏になる，ゴソゴソするなど軽度の睡眠障害や行動障害に対しては，まずメマンチン 5 mg 夕食後の服薬をトライします．メマンチンで効果を期待できる患者（服薬前にそれを予想することはできませんが）では夜間の睡眠確保や行動の安定化が可能になることが少なくありません．5 mg でやや睡眠効果を確認できる場合には 1 週後に 10 mg に増量していきます．10 mg まで増量しても睡眠の確保ができない患者ではメマンチンだけでは効果を期待できないので他の薬剤を追加することになります．

③ 夜間の不眠や軽度の精神運動性興奮など割におとなしいせん妄には夕食後にミアンセリン（テトラミド®）10 mg，その 1 時間後にエスゾピクロン（ルネスタ®）1 mg の服薬を指示しておきます．ミア

ンセリンだけで睡眠の確保ができればこの薬剤だけで経過をみていきます．効果を期待できないと判断したときにエスゾピクロンを追加併用する方法です．初日の服薬で効果がないときには，翌日にはミアンセリンを 20 mg に増量します（エスゾピクロンの指示は同様です）．私の経験ではこのミアンセリン単独あるいはエスゾピクロンとの併用でなんとか夜間の睡眠確保が可能なことが少なくないように感じています．

④ 夜間に興奮がひどい，大声を出す，安静を保てず病棟内をウロウロするなど活発な夜間せん妄が目立つ場合，糖尿病がなければクエチアピン（セロクエル®）25 mg 夕食後の服薬を試みます．効果がないときには 1 時間後にエスゾピクロン 1 mg あるいは 2 mg を追加服薬としています．これで効果がなければクエチアピンを 50 mg に増量して様子をみます（エスゾピクロンの指示は同様です）．

⑤ 上記④で糖尿病がある場合にはクエチアピンは禁忌となりますのでリスペリドン（リスパダール®）を処方します．リスペリドンは鎮静効果を期待できますが催眠に関してはやや期待しづらい印象があり，私はリスペリドン 0.5 mg と睡眠薬を夕食後あるいは夕食 1 時間後に一緒に服薬するようにしています．

入院患者における夜間せん妄や睡眠障害に対しては概ね上記の処方で対応ができるのではないかと考えています．

入院患者の暴力行為に対してはどう対応したらよいのでしょうか．

入院患者が突然理由なく暴力を看護スタッフらに振るうことはまずないと思います．ほとんどは排泄や吸痰，オムツ交換などの看護・介護ケアを行う際に患者が拒否あるいは嫌がって暴力行為に及ぶ場合がほとんどでしょう．患者の嫌がることは可能な限りしないのが原則ですが，実際の現場では尿便失禁を生じた際にはどうしてもオムツ交換をせざるを得

ない状況となり，その結果としての暴力行為が発現するパターンが多いのではないかと思います．

入院している高齢認知症患者の興奮や暴力行為に対して薬物療法として効果を期待できる薬剤はあるのでしょうか．

内科系を含めて入院主治医の先生がたは興奮や暴力行為に対してチアプリド（グラマリール®）を 75 mg から 150 mg の用量で処方されることが多いようですね．これで効果を期待できればよいのですが入院している高齢認知症患者の興奮や暴力行為に対してなかなか奏効しないことも多いようです．今までに向精神薬の服薬歴がない患者では，即効性には欠けますが抗認知症薬のメマンチン（メマリー®）をまずトライするようにしています．メマンチンの服薬で割に興奮や暴力行為が軽減することを経験しています．メマンチンで効果の発現をみないときには，抗てんかん薬あるいは非定型抗精神病薬を選択することになるかと思います．

食欲不振で入院してきた患者や入院中に食欲低下がみられてきた患者に対する対策はどうすればよいのでしょうか．

食欲不振を主訴とする入院患者に対しては，その原因となっている身体疾患や病態を探索することは当然求められるわけですが，ここでは食欲不振の背景に器質的疾患が存在しない場合の薬物療法について考えていきたいと思います．考えられる病態や対策などの大まかな事柄は「第7章 認知症に伴う食行動障害の治療」で解説していますのでそちらをお読みください．

食欲を亢進させるといわれる薬剤はいくつかあるのですが私はほとんど全例でリバスチグミン（リバスタッチ®，イクセロン®）を使用しています．臨床的な経験から食欲不振や食行動を開始しない認知症患者に効

果を期待できる場合があるからです．効果のある患者では9 mgの段階で食欲の改善や食行動の開始をみることがあります．では，リバスチグミンで効果がみられないときの次の一手はといわれると正直いって適切な薬剤が浮かばないのが実情です．

事例から考える入院認知症患者の薬物療法

加賀利先生，入院認知症患者で薬物療法を介入した事例をいくつか呈示していただきながら薬物療法のコツなどを教えてください．

では，以下に事例を示しながら薬剤の選択や使用について考えてみたいと思います．

事例①　88歳，男性，介入の4カ月前から腎臓疾患で入院中

介入依頼の目的は易怒性や不穏，暴言，昼夜逆転の軽減です．介入時に入院主治医からリスペリドン（リスパダール®）1 mgとエスゾピクロン（ルネスタ®）1 mg就寝前の処方が出ていましたがほとんど睡眠確保を含めて効果はみられていませんでした．リスペリドンに代えてミアンセリン（テトラミド®）10 mg夕食後の服薬としました．ミアンセリンだけで入眠しないときには1時間後にエスゾピクロン1 mgの追加を指示しました．服薬開始後，ミアンセリンだけでは効果不十分なことからエスゾピクロンの追加で夜間の睡眠確保が可能になっています．日中も割に穏やかに生活ができるようになってきました．

本来ならばメマンチンを選択したかったのですが腎臓障害があることからその使用に躊躇し鎮静効果のある抗うつ薬のミアンセリン（テトラミド®）を処方しています．抗うつ薬は，鎮静作用（眠気）の観点からみますと，ミアンセリンやトラゾドン（デジレル®，レスリン®），ミルタザピン（レメロン®，リフレックス®）は鎮静作用が比較的強く鎮静系

抗うつ薬に位置付けられています．睡眠薬や抗精神病薬を使用しにくい条件下では，これら鎮静系抗うつ薬が入院患者の睡眠確保や鎮静に効果を期待できると思います．上記事例では非ベンゾジアゼピン系睡眠薬を併用していますが，ミアンセリンを 10 mg から 20 mg，30 mg と増量していく選択肢もあるかと思います．章末に示す参考書籍を読みますと，60 歳以上の入院患者で不眠時にはミアンセリン 10 mg で開始，効果がないときには 1 時間以上あけて 1 日 3 回まで使用となっています（つまり 1 日 30 mg まで）．多くの患者では鎮静効果を期待できるのですが，ごく稀にミアンセリンで躁転（躁状態になる）こともあるので注意が必要です．私も過去に 2 名ほどミアンセリンで躁転した事例を経験しています．

事例② 85 歳，女性，右大腿骨頸部骨折で入院

　術後の安静とリハビリテーションが長期に及び入院 3 カ月後から夕方になると興奮，不穏となり夜間にベッドから立ち上がる行動がみられ介入前日にベッドから転落し頭を打撲しています．以前からゾルピデム（マイスリー®）5 mg やブロチゾラム（レンドルミン®）0.25 mg が処方されていましたが全く効果がありませんでした．夕暮れ症候群ならびに夜間せん妄と診断し，クエチアピン（セロクエル®）25 mg 夕食後服薬の指示を出しました．服薬当日は，19 時から 22 時までは寝たのですがそれ以降起き出して朝方まで騒いでいました．翌日はフルニトラゼパム（サイレース®）2 mg をクエチアピン服薬 1 時間後に飲ませるようにしました．その結果，夜間の睡眠確保は可能になったのですが翌日にやや持ち越し効果が認められることからフルニトラゼパム 1 mg に減量しています．

本事例では，入院してから 3 カ月間は割に問題なく入院生活を送っていたのですが，あるときから夜間せん妄と思われる病態が出現し身体的危険性が高まってきたことから介入となっています．夜間せん妄にはミ

第 8 章 ● 入院認知症患者の治療と対応

アンセリンも効果を期待できるのですが，本事例では鎮静と催眠を期待してクエチアピンをトライしました．過去に抗精神病薬を使用したことがない高齢者では，クエチアピンが夜間せん妄や睡眠確保に割に効果を期待できるように感じています．これ単独で効果を確認できないときには少量の睡眠薬を追加すると効果を期待できる場合があります．本事例では，中途覚醒があったことから中間作用型のフルニトラゼパムを選択しましたが，入眠困難な場合には超短時間作用型あるいは短時間作用型の睡眠薬を追加併用しています．選択する薬剤としてエスゾピクロン（ルネスタ®）あるいはブロチゾラム（レンドルミン®）などが候補にあがります．ゾルピデム（マイスリー®）は，睡眠薬としては好ましい薬剤といえますが高齢者，とくに高齢認知症患者に使用しますと夜間の行動障害や翌日の奇異な行動を惹起することがあるので認知症診療では私はあまり処方しないようにしています．

事例③

91 歳，女性，誤嚥性肺炎で入院

　アルツハイマー型認知症で通院していましたが特別養護老人ホームに入所となったので通院が終了になっていました．その 1 年半後誤嚥性肺炎で入院しました．入院後，拒食や介護スタッフへの暴力行為，夜間寝ないで騒ぐなどの行動障害がみられ認知症ケア加算 I での介入になりました．入院中の主治医からクエチアピン（セロクエル®）25 mg が処方され服薬していましたが以前から糖尿病を指摘されていることから中止を指示しました．その代わりにミアンセリン（テトラミド®）10 mg 夕食後の服薬，1 時間後に睡眠の確保ができないときにはフルニトラゼパム（サイレース®）1 mg の指示を出しました．両剤にて夜間睡眠は割に確保できていたのですが日中興奮することが多く 3 日目から経口薬の服薬拒否が生じました．経口摂取不良に関してはリバスチグミンの貼付を開始し，経口薬に代えてリスペリドン（リスパダール®）内用液 1mg/mL を夕食後機嫌がよいときを見計らって口腔内に入れるようにしました．リスペリドンに変更し夜間は比較

155

的良眠が可能になりましたが日中も傾眠傾向とのことで開始3日目から0.5mgに減量しました．この量で夜間の睡眠確保と日中の感情の安定化が実現し，食事量に関しては浮動が目立つのですが年齢や体格を考慮し現行の状態でよかろうと判断され肺炎の治癒後に元の介護施設に戻りました．

80歳代後半あるいは90歳を超えて入院してきた患者が不眠やせん妄，大声を出す，危険行動が目立つことから病棟より介入を求められることがしばしばあります．高齢者あるいは高齢認知症患者に向精神薬を処方することに躊躇することは多いのですが，では薬剤なしで睡眠の確保や鎮静を期待できるかというとなかなか難しいことは臨床医ならばよくわかるかと思います．私は,高齢者には鎮静系抗うつ薬のミアンセリン(テトラミド®)をよく使用しています．原則として夕食後に10 mgから開始し，効果がなければ20 mg，30 mgと増量していきます．ミアンセリンだけでは効果が不十分なときには服薬1時間後のエスゾピクロン(ルネスタ®)1から2 mgあるいはフルニトラゼパム(サイレース®)1 mgを追加服薬するよう指示を出しています．本事例でもこの処方立案で睡眠の確保が比較的可能になったのですが，今度は拒薬が出現し対応に苦慮することになりました．そこで日中の興奮もあることから鎮静効果を期待しリスペリドン内用液を夕方頃に折をみて口腔内に入れる手段をとりました．リスペリドンの初期用量は0.5 mgあるいは1 mgでよいかと思います．私の印象ではリスペリドンは鎮静には優れていますが催眠効果は期待しにくいように感じています．

事例④ 84歳，男性，視床出血のリハビリテーション目的で入院中

転院後にメマンチン(メマリー®)5 mgが開始され，その後に抑肝散7.5g分3，クエチアピン(セロクエル®)50 mgが夕食後と就寝前に分服，リルマザホン(リスミー®)1 mg就寝前が追加併用されています．介入の理由は，上記を服薬しても誘因なく激怒し看護ス

タッフに暴力行為が頻繁にみられることからなんとかならないかとのことでした．処方計画としてまず抑肝散とリルマザホンを中止，メマンチンを 10 mg に増量，クエチアピン 25 mg 夕食後服薬に変更しました．しかし興奮や暴力行為の軽減を図れず腎機能障害のためにメマンチン 10 mg からの増量ができないのでクエチアピンを 50 mg に増やしましたが標的症状の軽減は得られませんでした．そこでさらにバルプロ酸（デパケン®，バレリン®など）200 mg 夕食後服薬を追加したところ，易怒性や興奮の著しい軽減が観察され穏やかな入院生活を送れるようになりました．

高齢認知症患者が入院中に種々の行動・心理症状 BPSD をきたしてきたとき，どの薬剤を選択するのかは個々の患者の状況で異なることは当然ですが，診療する医師はある程度の選択メニューをもっておくことが肝要です．**表1** に入院認知症患者にみられる睡眠障害やせん妄に対す

表1 入院認知症患者の睡眠障害・せん妄に対する薬物療法の選択肢

- 鎮静系抗うつ薬のミアンセリン（テトラミド®）10 mg 夕食後服薬，効果不十分の際には 20 mg，30 mg と増量する．単独使用でもよいがミアンセリン服薬 1 時間後に睡眠薬少量を追加併用する選択もある．
- 睡眠障害だけの場合，今までに睡眠薬の使用歴のない患者ではスボレキサント（ベルソムラ®）10 mg あるいは 15 mg 就寝直前の服薬．
- メマンチン（メマリー®）による鎮静効果を期待して易怒性や軽度興奮，夜間不穏，睡眠障害などに使用すると割に効果を期待できる．
- 睡眠薬や鎮静系抗うつ薬で効果発現をみないとき，催眠効果を期待してクエチアピン（セロクエル®）12.5 mg から 50 mg の範囲で夕食後の服薬も選択肢のひとつ．ただし糖尿病患者には禁忌．
- リスペリドン（リスパダール®）は催眠よりも鎮静を標的に使用する．拒薬の場合には内用液の使用を考慮する．
- 点滴施行が可能ならば「サイレース®静注用 2 mg 1A ＋生食 100mL」の点滴，入眠したらストップをする方法もある．呼吸抑制に注意．せん妄が目立つときにはこの点滴ボトルにセレネース®注 5 mg 1A をさらに加える方法もある．

る薬物療法の代表的な選択肢を示しました．ご自身で使い慣れた薬剤（単独あるいは併用療法）を 2，3 種類ほど身につけておき，それを実践しながら経験を積んでいくとよりよい処方立案ができるのではないでしょうか．

知っておきたい身体拘束の知識

点滴の自己抜去や安静を保てず危険行動をとる患者に対して身体抑制を施行することが多いと思いますが，身体拘束の定義とどのような行為が身体拘束に該当するのかを海老手先生，解説をお願いできますか．

身体拘束とは，「衣類または綿入り帯などを使用して一時的に該当患者の身体を拘束し，その運動を抑制する行動の制限」と定義されています．介護保険の開始に伴い介護施設では身体拘束は緊急やむを得ない場合を除き原則禁止とされましたが，医療機関では依然として身体拘束を行う場面が継続してみられています．

厚生労働省から出された身体拘束ゼロへの手引きでは以下の行為が身体抑制に該当するとされています．

① 徘徊しないように車いすやいす，ベッドに体幹や四肢をひもなどで縛る．
② 転落しないようにベッドに体幹や四肢をひもなどで縛る．
③ 自分で降りられないようにベッドを柵（サイドレール）で囲む．
④ 点滴，経管栄養などのチューブを抜かないように四肢をひもなどで縛る．
⑤ 点滴，経管栄養などのチューブを抜かないようにまたは皮膚をかきむしらないように手指の機能を制限するミトン型の手袋などをつける．
⑥ 車いすやいすからずり落ちたり立ち上がったりしないように Y 字型抑制帯や腰ベルト，車いすテーブルをつける．

⑦ 立ち上がる能力のある人の立ち上がりを妨げるようないすを使用する．
⑧ 脱衣やおむつはずしを制限するために介護衣（つなぎ服）を着せる．
⑨ 他人への迷惑行為を防ぐためにベッドなどで体幹や四肢をひもなどで縛る．
⑩ 行動を落ち着かせるために向精神薬を過剰に服用させる．
⑪ 自分の意思で開けることのできない居室などに隔離する．

病院勤務の者ならば上記のような状態を示す入院患者が体幹抑制ベルトやミトンなどの使用，Y字型抑制帯による車いす騎乗などはよく目撃する情景ではないでしょうか．前述した認知症ケア加算Ⅰで介入した高齢入院患者185名（入院病棟を問わず）のなかでなんらかの身体拘束を受けていた患者は131名70.8％に及んでいました．身体拘束の手段としてはセンサーマットあるいはセンサークリップ，ミトン装着を選択されていることが多いことも判明しています．

身体拘束は，病院や介護施設でどのくらいの頻度で行われているのでしょうか．全国統計などはあるのでしょうか．

2016年3月，公益社団法人全日本病院協会から報告された「身体拘束ゼロの実践に伴う課題に関する調査研究事業」[1]を基にわが国の身体拘束の実情をみていきましょう．この調査では全国の病院ならびに介護保険施設，特定施設およびサービス付き高齢者向け住宅のなかからそれぞれ無作為抽出した計2,020機関を対象にアンケート調査を実施しうち712機関（回収率35.2％）から回答を得ています．

図4は，身体拘束を「行うことがある」と回答した病棟・施設の割合をグラフで示したものです．病棟・施設全体で65.9％の機関でなんらかの身体拘束がなされています．特に医療保険適用病床では，いずれも90％以上の病棟で身体拘束を行っていることが判明しました．急性期

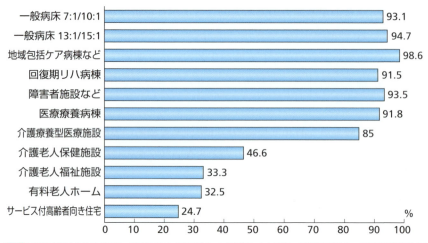

図4 身体拘束11行為を「行うことがある」と回答した病棟・施設の割合（実施施設割合）
（「身体拘束ゼロの実践に伴う課題に関する調査研究事業」から著者作成）

と慢性期の病床で身体拘束を受けている患者の割合に明確な差はみられていませんでした．拘束の類型では，ベッドを柵（サイドレール）で囲む，チューブを抜かないように手指の機能を制限するミトン型の手袋などをつける，Y字型抑制帯や腰ベルト，車いすテーブルをつける，この3つが共通して多いようです．身体拘束の対象となりやすい行動障害としてチューブ類の抜去や手の動作による行動，転倒の恐れのある患者となっています．これらの身体拘束についてはやむを得ない場合には許容されると考える病棟・施設が比較的多いことが判明しています．

高齢認知症患者は可能な限り入院させずに外来で対応をすべきであろうと考えていますが，以下の入院患者は本当に入院が必要なのでしょうか．

　88歳，女性，アルツハイマー型認知症
　　かかりつけ医からドネペジル（アリセプト®）10 mg以外に8種類の薬剤が処方されています．かかりつけ医の診察後に意識が朦朧とな

り冷汗と尿便失禁がみられました．翌日も数回短時間の意識消失発作があり，腎機能も悪化していたことから脱水として入院になっています．そのときの血圧は 105/45 mmHg でした．入院後，1 日 1500 mL の持続点滴が開始されましたが点滴自己抜去がみられたことから体幹抑制と両上肢のベッド柵への抑制，さらにミトン装着が実施された結果，患者が怒り出し興奮，食事の拒否，介助の際に病棟スタッフへの嚙みつき行動などがみられるようになりました．私が認知症ケア加算Ⅰのために回診をした際，患者は「こんなことされたら誰でも怒る，自分は充分長生きした，あとは好きにさせろ！」と怒鳴っていました．確かにこのような抑制が実施され身体拘束をされたら誰でも怒り出すのではないでしょうか．入院前は自分で歩行し食事も摂っていたそうです．病室でもとても元気で活発な印象を受けました．おそらく意識消失発作は降圧薬（カンデサルタン 8 mg とアムロジピン 5 mg）による過剰な血圧低下が原因だと思います．意識消失発作は降圧薬を中止すれば改善の可能性が高く，さらに脱水と腎機能障害（クレアチニンは入院半年前 1.70 mg/dL から入院時 2.69 mg/dL，入院翌日 1.99 mg/dL）は外来での適切量の輸液療法で凌げるように感じますがどうでしょうか．入院による身体拘束で患者が興奮し暴力行為に及ぶ，その結果さらなる身体拘束が進むという悪循環になってきています．入院前よりもさらに経口摂取が減り拒食になっていることもあり，総合的に考えますと果たして入院をさせたことが本当によかったのでしょうか．

【文献】

1) 平成 27 年度老人保健事業推進費等補助金（老人保健健康増進等事業）．身体拘束ゼロの実践に伴う課題に関する調査研究事業．公益社団法人全日本病院協会，2016.

【参考書籍】

松本晃明, 編著. せん妄予防のコツ 静岡がんセンターの実践. 東京: 星和書店, 2017.

第9章

在宅認知症患者の治療と対応

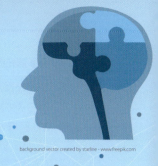

認知症初期集中支援チームについて

中舘先生 在宅認知症患者といってもすでに医療機関で診断を受け在宅での生活を継続している患者もいれば医学的診断を受けずに在宅生活を営んでいる患者もいるかと思います．後者では家族と同居している場合もあれば夫婦2人での生活あるいは独居患者もみられると思います．認知症に罹患している患者のなかで医療機関受診を拒否する患者も少なからずみられます．ここではまず医療機関受診や通院の枠外にいる患者の治療について考えてみたいと思います．2018年から全国の市町村に認知症初期集中支援チームの設置が義務付けられていますが，このチームについて海老手先生，解説をお願いできますか．

海老手先生 認知症初期集中支援チーム（以下，チームと略）は，「複数の専門家が家族の訴えなどによって，認知症が疑われる人や認知症の人およびその家族を訪問し，アセスメントや家族支援などの初期の支援を包括的，集中的（概ね6カ月）に行い，自立生活のサポートを行うチーム」と定義されています．表1 は，チームが介入する対象について示したものです．大きく分けて認知症の診断を受けてない者，サービス利用ができていない者，行動・心理症状BPSDで周囲が困っている者になるかと思います．図1 に相談の受付から最終のモニタリングまでのチームの活動の流れを示しました．

加賀利先生 私たちの施設では認知症疾患医療センター内に認知症初

表1 認知症初期集中支援チームの対象

在宅生活をしている40歳以上で認知症疑い，あるいは認知症と診断されている人で以下のいずれかの基準に該当する．
1） 医療・介護サービスを受けていない，中断されている人
   a） 認知症の臨床診断を受けていない
   b） 継続的な医療サービスを受けていない
   c） 適切な介護サービスに繋がっていない
   d） 診断を受けているが医療・介護が中断されている人
2） 医療・介護サービスを受けているが行動・心理症状（BPSD）が顕著で対応に苦慮している人

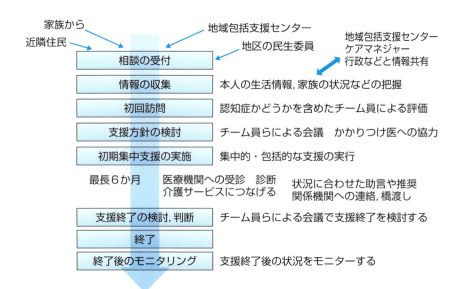

図1 認知症初期集中支援チームの活動の流れ

期集中支援チームを受託設置しており，さらに院内に地域包括支援センターも設けています．したがいまして，認知症診療（診断・治療）から介護までを比較的包括的に行うことができる仕組みとなっています 図2．

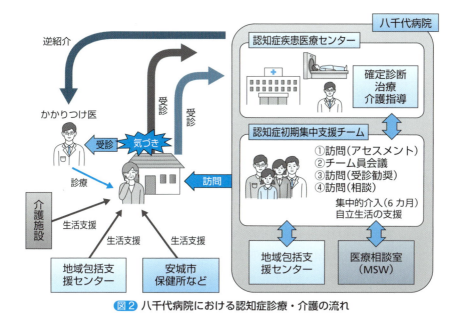

図2 八千代病院における認知症診療・介護の流れ

事例呈示

チームが加入した事例をいくつか呈示していただくと具体的な活動が理解できるかと思います．加賀利先生，お願いします．

まず介入がうまくいった事例から紹介をします．

Aさん，70歳代，女性，夫と死別後10年ほどひとり暮らし

息子は2人（他市・他県在住）いますが患者とは関わりがほとんどない状態でした．世話好きで話好きな性格．既往として高血圧がありますが最近は受診をできていないようです．Aさんの友人が心配し地域包括支援センター（包括）に相談，その後，包括職員が訪問し医療機関の受診を勧めますが本人の拒否があり受診困難でした．包括が別居している息子と連絡を取り事情を説明したところ，息子から認知

症になっているのではないかと強く言われたことから A さんは心配となり，もの忘れ外来を予約したのですが予約をしたことを忘れてしまい外来の予約を取りたいとの電話が連日入ってきました．最終的には予約日に受診せず，チームとしての介入が必要と判断し包括職員と同行訪問，「ひとり暮らしの方の健康チェックで訪問しています」と訪問理由を述べて自宅に入りました．A さんは昼過ぎにもかかわらず寝間着のままで異臭を発していました．血圧は 180 mmHg 台であり，初回アセスメントは，認知症高齢者日常生活自立度：Ⅱb，障害高齢者の日常生活自立度：J2，DASC: 37 点，DBD: 21 点でした．不安が強く連日のように電話が入り同じ話を繰り返しています．息子と連絡をとり今後についての確認や介護保険の申請を前もって行ってもらうよう依頼をしました．息子の付添いにて，もの忘れ外来を受診し中等度アルツハイマー型認知症と診断されたことから今後の生活支援体制について息子と話し合い，内服管理に関しては訪問服薬管理指導，介護サービスについてはデイサービスと訪問ヘルパー利用を予定しました．要介護 1 と認定された後，包括から担当ケアマネジャーに情報を提供し，デイサービス利用に関しては「ボランティアとして手伝いをして欲しい」と患者に伝え利用を開始し現在週 4 回の利用継続となっています．来訪時の爪切り援助や自宅内掃除のためと伝えて週 2 回訪問ヘルパーも利用しています．週 1 回は息子が患者自宅への訪問も行っています．

　チームが介入することで医学的診断が明らかとなり，服薬管理や生活援助，息子の介護への協力などが得られるようになり在宅での生活継続が可能になった事例です．

次に介入がうまくいかなかった事例です．

事例 ②

Bさん，80歳代，男性，妻と2人暮らし

子供は2人いますが盆・正月に帰省する程度で長年妻と2人暮らしです．地域包括支援センターから要介護1だが本人の拒否が強く介護サービス利用に繋がらないとの介入相談でした．他市で以前経営していた工場（すでに廃業）に仕事はないのですが出勤しているつもりでほぼ毎日そこに出掛けています．交友関係はほとんどなく他者との関わりは少ない．「地域の方の体調のチェックで訪問しています」との名目で訪問しました．チーム員はBさんと妻から別々に話を聞きましたが，妻の話では「もの忘れがひどく電車の乗り間違えが増えてきた，怒りっぽくなった，歩行にふらつきがある」とのことでした．認知症高齢者日常生活自立度：Ⅱa，障害高齢者の日常生活自立度：J2，DASC: 48点，DBD: 21点でした．チーム員会議で認知症の可能性が高いと判断し正確な診断のための医療機関受診と歩行が不安定なことから転倒の危険性が高く工場に出かけるのではなくデイサービスなどの利用や福祉用具などの使用を勧めることになりました．その後，認知症疾患医療センターを受診しアルツハイマー型認知症と診断されメマンチン（メマリー®）の処方が開始されました．これに伴って易怒性は軽減してきました．妻への介護アドバイスや子供への状況報告（息子も定期的な連絡と訪問をするようになっています）などを行いながら連携していきました．居宅介護支援事業所の説明と契約，チーム員の作業療法士と一緒に訪問し歩行状態などを確認し福祉用具の選定，デイサービス施設の見学同行，Bさんとの関係構築，妻へ介護指導の継続を行うのですが，Bさんは工場のことが気になり妻は2人暮らしへの思いが強くデイサービスの利用開始が困難でした．夫婦の長い生活史もあり妻の介護への考えかたの変化もままならないなかで，Bさんは出かけた工場内で転倒，骨折にて他院に入院となり，寝たきり状態になったことからチームの介入は中止となりました．

認知症初期集中支援チームの問題点

　この認知症初期集中支援チームの活動の問題点などはあるのでしょうか．

　認知症初期集中支援チーム（チームと略）の活動を通じていえることは，チーム員が訪問しても自宅に入れてくれない事例や他人の介入拒否など活動の入り口の段階でうまくいかない場合やゴミ屋敷，認知症ではなく精神疾患に罹患している事例での対応の難しさなど多くの問題が山積しているように感じています．

　チームが活動するなかで問題点の１つは地域包括支援センター（包括と略）との業務の関わりです．包括も担当地域でのアウトリーチ活動をしているわけですが，包括がきちんとその機能を発揮していればチームの存在は不要ともいえるのです．包括が地域の患者宅を訪問し情報収集，医療機関への橋渡し，介護サービスの利用促進などの活動をきちんとすることができればチームは不要でしょう．一方，包括が地域で孤立している患者を自ら活動せずにチームに丸投げをしてくることがあります．私たちの経験でも包括が情報収集を全くせずに介入依頼だけをかけてきた事例や，ひどい場合には包括に相談に来た家族の話も聞かずにチームの相談電話を教えてそこで相談しなさいと伝えた事例も経験しています．包括の質の良し悪しによってチームの介入数が左右されるといってもよいかと思います．つまり，チームの介入数の多い地域ほど包括の質が低いといえるのだろうと推測しています．

　チームの協力医として地域の認知症サポート医が参加をしているわけですが，介入困難事例あるいは行動・心理症状 BPSD が活発な事例に対してどこまでアドバイスや診療を行うことができるかの問題も残るかと思います．私は認知症診療における認知症サポート医の問題点を拙書で述べています．関心のある先生は章末の書籍を参照してみてください．

第9章 ● 在宅認知症患者の治療と対応

在宅認知症患者への援助，支援の注意点

家族と同居している認知症患者における在宅生活上での注意点などについて解説をお願いします．

独居患者に比して家族が患者と同居している場合，在宅生活を進める上でのトラブルはかなり少ないと思います．そのなかで重要な点は，認知症，とくにアルツハイマー型認知症は進行に伴って生活障害が目立ってくる病気であるということです．診断されたときには患者ひとりでできていたことが経過に従って徐々にできなくなってくるのです．その点を家族にきちんと説明しておくことが肝要です．家族によっては1年前に患者ひとりでできていたことを今でもできると考え患者にそれをさせようとすることがあります．しかしながら認知症が進んだ結果，すでにそれをできなくなっているのです．この点を家族が理解できないと患者を叱る，怒るなどの行動に出てしまいがちです．家族の不適切な対応に反応して患者は易怒性や攻撃性が増してくる，暴力行為に進展するあるいは内向的，うつ的になってしまうのです．ですから病気の特徴をわかりやすく家族に説明し理解をしてもらうことが認知症診療では重要な課題となってきます．

認知症，とくにアルツハイマー型認知症は，原則としてなにもしなくなる病気ともいえます．在宅で生活しているアルツハイマー型認知症では，自発性の低下や意欲の減退から自宅でぼーっとして過ごす時間が多くなってきます．家族がもう少し動くように勧めてもなかなか腰をあげません．身近でみている家族はつい感情的になりがちで叱ったり怒ったりの対応をしがちです．診断後，在宅で生活をしていく患者には可能な限りデイサービスやデイケアなどを利用し他動的な働きかけを心がけるよう指導します．外面のよい患者ほどデイサービスなどに喜んで出かけてくれることが多いようです．デイサービスなどの利用時間内では介護

家族の負担軽減にも繋がります．ただし，患者によってはデイサービスなどの利用を嫌がる患者もみられます．その場合には無理強いをせずにしばらく様子をみるよう家族に伝えるようにします．家族のなかには自宅でなにもせず寝ていることが多いので困っていますと相談してくることがあります．よく話を聞きますと患者は週5回デイサービスを利用しており，非利用日になにもせず横になっているとのことです．家族は好ましくない点（なにもしない，寝ていることが多いなど）にばかり関心が向くのですが有益な点（週5回もデイサービスに行って患者が頑張っていること）に目が向かないのです．私は，週5回デイサービスに行ってくれる点をもう少し評価したほうがよいこと，非利用日くらい患者の好きにさせてあげることも考えて欲しい，と介護家族に伝えるようにしています．

独居で在宅生活を継続している認知症患者への支援をどう進めたらよいのでしょうか．

独居の認知症患者といってもその病態は多彩です．認知症が軽微，軽度の段階に位置し，いまだ日常生活に大きな支障がでてきていない患者，とても独居生活の継続ができないほど認知症が進んでいるにもかかわらず本人に病識が欠けることから独居生活を継続せざる得ない患者，行動・心理症状 BPSD が活発で周囲に多大な迷惑をかけている独居患者，頻繁に訪問販売に騙されている独居患者などがみられます．すべてに有効な対策を講じることはとてもできないと思いますが，以下で事例ごとに生活援助を含めた考えられる対策を述べていきます．
まず認知症が軽微，軽度の段階の独居認知症患者の場合です．
① 外来に定期的に通院してくる状況ならばそのまま外来での診療を継続しますが通院がかなり不規則になり始めた，受診しないことが多くなってきたときには記憶障害が進んだ可能性を考えます．訪問診療や訪問看護，訪問ヘルパーなどの介入が必要になってきたと判断

すべきです.

② 認知症を含む身体疾患の治療薬の管理は理想的には訪問服薬管理指導か居宅療養管理指導を利用したいものです. この2つのサービスに大きな違いはありませんが, いずれも在宅療養を行っている患者に対して処方医の指示に基づき薬剤師が患者宅を訪問し薬歴管理や服薬指導・支援, 服薬状況・保管状況および残薬の有無の確認などを行う業務となります. 訪問服薬管理指導は介護認定を受けていないあるいは非該当と判断された患者が対象となり医療保険, 居宅療養管理指導は介護認定を受けている者が対象となり介護保険を利用します.

③ 衣食住のなかで食事の問題も重要です. 女性患者ならば自分で食事を作ることが可能なことが多いと思いますが, 男性患者では宅食サービスなどの利用を勧めます. 現在の都市部周辺の状況では患者宅の近くにコンビニエンスストアーが営業していることが多いのでその利用もよいかと思います.

④ 金銭管理に関してはデリケートな問題が残る領域だろうと思います. 最も危惧されるのは訪問販売や悪徳商法などに騙されてしまうことです. そのような事例では成年後見制度を利用したいところですが, 患者本人との関係（本人が納得しない）において難しい場合が多いように感じています.

⑤ 本人が嫌がらなければ地域包括支援センターや訪問看護, 訪問ヘルパーなどの介入が望ましいところです. 主治医がその利用を患者本人に勧めることが重要です. なぜならば医師の言うことならば受け入れてくれる患者も少なくないからです. 患者本人がそれらの介入を断固拒否するときには無理をせずしばらく見守りをしていき, その後なんらかの機会に再度利用を勧めるようにします.

⑥ 独居患者がいつ介護系施設に入所したほうがよいかの目安として, 火の不始末が頻繁となり失火の恐れがある, 訪問販売などにしばしば騙され財産保全の危険性が迫る, 患者本人に身体的危険性が迫る

（頻繁に転倒するなど），清潔行為を保てないときなどがあげられます．

もの盗られ妄想あるいは被害妄想を主訴に同居していない家族に連れられて受診してくる患者がみられます．多くは独居の高齢女性患者で泥棒に入られた，隣人が勝手に自宅に入ってきて物を盗んでいく，誰かに見張られているなどの訴えをします．アルツハイマー型認知症に罹患していることが多いのですが，もの盗られ妄想や被害妄想の背景に独居生活に対する不安や心配，寂しさなどが潜んでいるようです．このような患者では，不安や心配を軽減させるために状況が許せば家族との同居を勧めます．同居をすることで患者は精神的に安定化し妄想的な訴えが軽減することをよく経験します．家族との同居ができない場合には患者に合う介護系施設への入所を勧めるようにしています．
数は少ないのですが隣人への攻撃や暴言を繰り返す独居患者がみられます．本人が医療機関受診を拒否する，服薬をしてくれない，認知症初期集中支援チームの介入を拒絶など独居ゆえに対応に苦慮する場合も少なくありません．

認知症が中等度から高度に進展している独居患者の場合，ひとりで暮らすことは相当リスクを背負うことになります．金銭管理の問題と火の不始末からの失火，食生活の乱れなどへの対策が求められることになります．本来ならばこれらのリスクをもつ患者はしかるべき介護系施設への入所あるいは他の家族との独居が望ましいのですが，現実的にはなかなかそのような方針にならないことが多いのです．独居患者ではありませんが，夫婦2人で暮らしている女性患者で寝タバコが頻繁だったので夫に注意するよう指導していたのですが，患者の寝タバコから失火し自宅が全焼，夫婦ともに焼死してしまった事例を経験しています．認知症が進んだ段階での独居生活の継続には医療ならびに看護・介護の緊密な連携が求められることになります．具体的にはほぼ毎日の訪問看護や

訪問ヘルパーの利用，訪問服薬管理指導あるいは居宅療養管理指導の利用，可能ならば訪問診療，近隣の民生委員や住民の見守りや援助などが必要になってきます．また不測の事態を生じる可能性があるとのリスクもまた背負わないと在宅生活の継続は難しいだろうといえるかと思います．

【参考書籍】
川畑信也. 臨床のための医学からみた認知症診療 医療からみる認知症診療. 東京: 中外医学社; 2019.

第10章

認知症診療における法律問題

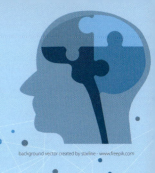

A 成年後見制度

成年後見制度の仕組みを理解する

中舘先生 認知症診療において成年後見制度は重要な制度と思いますが，海老手先生，この成年後見制度について臨床医が知っておくべき法律的な事柄について解説をお願いします．

海老手先生 法務省のホームページ（法務省 成年後見制度～成年後見登記制度～．2019年6月16日閲覧）をみますと，成年後見制度とは，「認知症，知的障害，精神障害などの理由で判断能力の不十分な方々は，不動産や預貯金などの財産を管理したり，身のまわりの世話のために介護などのサービスや施設への入所に関する契約を結んだり，遺産分割の協議をしたりする必要があっても，自分でこれらのことをするのが難しい場合があります．また，自分に不利益な契約であってもよく判断ができずに契約を結んでしまい，悪徳商法の被害にあうおそれもあります．このような判断能力の不十分な方々を保護し，支援するのが成年後見制度です」と述べられています．

厳密にいいますと，成年後見制度には法定後見制度と任意後見制度があり，後者は，本人が十分な判断能力のあるうちに将来判断能力が不十分あるいは低下した状態になったときに備えて前もって自分の日常生活や看護・介護，財産管理に関する事務全般の内容と代理人（任意後見人，

175

契約の効力が生じる前には任意後見受任者と呼ばれます）を選任し契約しておく制度です．この契約（任意後見契約）は公証人が作成し公正証書で結んでおきます．本人の判断能力が低下してきたとき，あるいは認知症の症状が出現してきたときに家庭裁判所に申し立て任意後見監督人（任意後見人を監督する立場）が選任された段階で契約の効力が成立します．この手続きを申し立てることができるのは，本人あるいはその配偶者，四親等内の親族，任意後見受任者です 図1 ．この制度の利点は，本人が代理してもらう内容などを自分で決めることができること，任意後見人も自分で選任できることです．

現行の成年後年制度は，介護保険制度が開始された 2000 年 4 月に同時に施行されています．類型として後見ならびに保佐，補助の 3 つに分類されています．申し立てをできる者（申立権者）は，3 類型いずれも本人あるいは配偶者，4 親等以内の親族，検察官，任意後見人，任意後見監督人，市区町村長などです．表1 に 3 類型の比較を示しました．認知症の重症度からみますと，高度は後見，中等度は保佐，軽度は補助に該当すると考えられています．ただし，中等度であっても支援性が高い場合には後見の審判開始となるかもしれません．

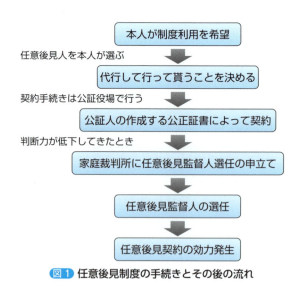

図1 任意後見制度の手続きとその後の流れ

表1 成年後見制度

	後見	保佐	補助
	精神上の障害で事理を弁識する能力を欠く常況にある者	精神上の障害で事理を弁識する能力が著しく不十分な者	精神上の障害で事理を弁識する能力が不十分な者
認知症の程度	高度	中等度	軽度
本人の法律行為	日常生活に関する行為はできる（近くでお菓子を買うなど）	込み入った行為（金銭の貸借，不動産の売買など）はできない	重要な契約や売買などを自分で行おうとすれば可能だが判断・理解が不安
代理人	後見人	保佐人	補助人
代理人の同意権・取消権	後見人はほぼすべての行為について同意権，取消権をもつ（本人同意は不要）	保佐人は民法13条1項各号所定の行為について同意権・取消権をもつ（本人同意が必要）	補助人は裁判所が定める特定の法律行為について同意権・取消権をもつ（本人同意が必要）
代理人の代理権	後見人は，財産に関する全ての法律行為に代理権をもつ（本人同意は不要）	保佐人は，家裁が定める特定の法律行為について代理権をもつ（本人同意が必要）	補助人は，家裁が定める特定の法律行為について代理権をもつ（本人同意が必要）
審判開始の条件	本人の同意は要件とされない	本人の同意は要件とされない（場合により同意が必要）	本人の申し立てまたは同意が必要

3類型を診断する際に事理弁識能力を判定しなければならないわけですが，その判断根拠はどうなっているのでしょうか．

最高裁判所事務総局家庭局から出されている成年後見制度における診断書作成の手引[1] をみますと，

① 自己の財産を管理・処分することができない：日常的に必要な買い物も自分ではできず，誰かに代わってやってもらう必要があるという（後見に相当）．

② 自己の財産を管理・処分するには常に援助が必要である：日常の買い物程度は単独でできるが重要な財産行為（不動産 自動車の売買や自宅の増改築，金銭の貸し借り等）は自分ではできない（保佐に相当）．

③ 自己の財産を管理・処分するには，援助が必要な場合がある：重要

な財産行為（不動産・自動車の売買や自宅の増改築，金銭の貸し借り等）について，自分でできるかもしれないが，できるかどうか危惧がある（本人の利益のためには，誰かに代わってやってもらった方がよい）（補助に相当）．
④ 自己の財産を単独で管理・処分することができる：後見，保佐または補助のいずれにも当たらない．

と記載されていますので参考にしてください．この手引は診断書全体に関しての作成手順や考えかたについて解説をしているので成年後見の診断書を作成しようと考えている先生方は通覧するとよいと思います．

成年後見制度の実態

加賀利先生，実臨床で成年後見の申立てをする原因，動機にはどのようなものがあるのでしょうか．

加賀利先生 私が依頼を受ける事例は，認知症患者が所有している土地を売りたいので必要，遺産相続に必要あるいは遺産相続で揉めているから成年後見の診断書を書いて欲しいと言ってくる家族が多いですね．しかし，最高裁判所が公表している成年後見関係事件の概況のなかで，6 申し立ての動機について[2]，をみますと，預貯金等の管理・解約が最も多く，ついで身上監護，介護保険契約の順になっています 図2 ．
私の経験では，遺産相続に関連して複数の相続人間で揉めている事例で，一方の相続人から成年後見の診断書を作成して欲しいと頼まれることが多いのですが，私は，後でトラブルに巻き込まれる危険性を感じてそのような依頼はほとんどお断りするようにしています．もし診断書を作成するならば，全ての相続人の同意を貰ってくるように伝えるとよいでしょう．ほとんどの事例では，その後連絡をしてこなくなることから依頼をしてきた人間に何かやましいところがあるのだと思います．余談になりますが，遺産相続に関連して，患者が認知症になっているあるい

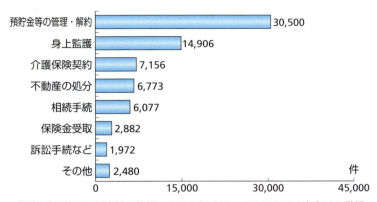

図2 成年後見関係事件の概況：2018年1月〜12月までの申立ての動機
（最高裁判所事務総局家庭局による「成年後見関係事件の概況」から著者作成）
申立事件の終局事件を対象

は認知症には進展していないことを診断してくれと家族から依頼されることがしばしばあります．遺産相続に関してある相続人の相続財産を増やすために相続人の数を増やすのが常套手段のようです．このような事例を経験しています．90歳を超えた父親と息子2人，娘1人がいます．長男が自分の息子を父親の4番目の子，つまり父親の養子にしたのです．それに対して次男と娘が父親は認知症に罹患しているから養子縁組は無効であると訴訟になったのです．この場合，子供が3人ならば長男の相続分は3分の1ですが自分の息子が父親の養子になっていますので実質的にはこの長男には半分の相続分が入ることになります．このような事例で一方の依頼で認知症か否かの診断書を作成すると相手方からクレームが来ることがほとんどです．

成年後見の診断書を作成してほしいと依頼された際には，もってきた家族の背景を十分吟味してから作成するか否かを決めたほうがよいと思います．

実際に成年後見制度は全国でどれくらいの人に利用されているのでしょうか．また，どの類型が多いのか，後見人に誰がなっているのかなどについて，海老手先生，解説をお願いします．

最高裁判所事務総局家庭局から公表されている成年後見関連事件の概況－平成30年1月〜12月－[2)]をもとに解説をします．この制度が開始された2000年には9,007件が利用し，その後徐々に増加してきていますが2012年頃から利用者数は頭打ちになっており，2018年度では36,549件に留まっています 図3 ．開始原因としては，認知症が最も多く全体の63.4％を占めており，ついで知的障害9.9％，統合失調症8.9％，高次脳機能障害4.5％の順となっています 図4 ．申し立てをす

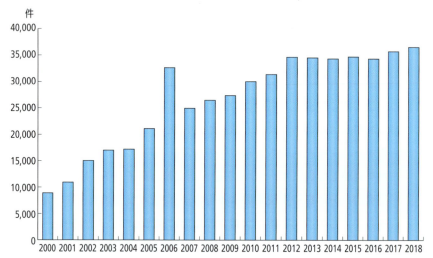

図3 **成年後見関係事件の申立件数の年度別推移** (最高裁判所事務総局家庭局による「成年後見関係事件の概況」から著者作成)
後見，保佐，補助の各開始，任意後見監督人選任事件の総数

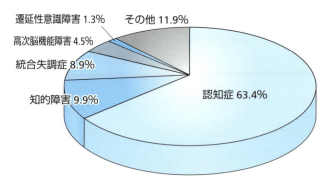

図4 **成年後見審判開始となった原因（2018年1月〜12月）**
(最高裁判所事務総局家庭局による「成年後見関係事件の概況」から著者作成)

る者は，子が最も多く全体の 24.9%，ついで市区町村長 21.3%，本人 15.8%，兄弟姉妹 12.4%，その他親族 12.3%の順になっています．親族からの申し立てが 6 割近くを占めています 図5．後見人などになる者として司法書士や弁護士，社会福祉士など親族以外の人間が多いようです 図6．

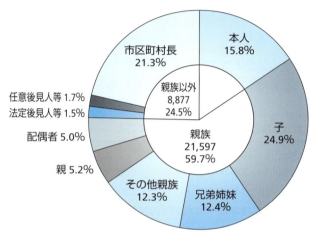

図5 本人と申立人との関係：件数と割合（最高裁判所事務総局家庭局による「成年後見関係事件の概況」から著者作成）

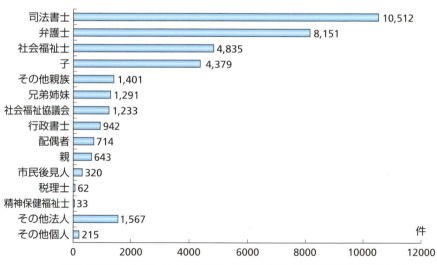

図6 成年後見人等と本人との関係：件数と割合（最高裁判所事務総局家庭局による「成年後見関係事件の概況」から著者作成）

成年後見人が行えること，行えないこと

成年後見制度が利用され，家族あるいは司法書士などが後見人などに選任された際，その後見人などが行うべきことや行えること，あるいは行うことができないことなどについて加賀利先生，教えてください．

表2 に成年後見人などが行うべきこと，行えること，表3 に行うことができないことをまとめてみました．行うことができないことで重要なことは，被後見人本人の一身専属性の行為（本人しか判断し得ない行為）

表2 後見人などが行うべきこと　行えること

① 被後見人の財産の把握とその管理
② 日常生活を遂行する上で必要な生活費や預貯金の管理
③ 介護や生活に関するサービスなどの利用契約，費用の支払いの代行
④ 介護福祉施設などへの入退所の契約や費用の支払い，処遇の監視など
⑤ 悪徳商法や訪問販売からの財産などの保護（不必要な契約の解除など）
⑥ 住宅の確保，修繕などの支払，賃貸の支払い
⑦ 家庭裁判所への後見事務の報告

表3 後見人などが行うことができないこと

① 本人の一身専属性の行為
　遺言書の作成や養子縁組，婚姻，臓器移植の許可など．一身専属性は，本人のみに決定権
② 医療行為の同意
　被後見人の身体に侵襲を伴う医療行為に対して後見人には同意する権限はない．
③ 死後の事務
　後見人の権限は被後見人が死亡した時点で消失するのが原則ですが，2016年4月の民法改正で後見人による火葬・埋葬は家庭裁判所の許可を得た場合に可能となった．
④ 居住している不動産の処分など
　被後見人が居住する不動産の処分に関しては家庭裁判所の許可が必要（居住用不動産処分許可の申し立て）

です．つまり遺言書の作成や養子縁組，婚姻などの決定に関しては本人のみが判断を下すべき事項であり後見人の権限外となっています．もう1つ忘れてはならないこととして成年後見人は被後見人の医療行為についての同意権を有していないことです．わかりやすく述べると，たとえば被後見人が手術を要する医療行為が必要になった場合，成年後見人は被後見人が手術を受けることについて同意をすることができないのです．医療・介護関係者にこの決まりが十分理解されていないようです．先日ある介護関係の研修会で身寄りのない高齢認知症患者に胃瘻造設をするか否かの問題が上がった際，ある介護スタッフが本人に判断能力がないならば成年後見制度を利用し成年後見人に判断をしてもらえばよいのではないかとの意見を述べていました．また，病院などでも手術の同意署名を成年後見人に求める場面を目撃します．いずれも法的には認められない行為といえます．立法によって成年後見人などに医療同意権を付与すべきであるとの意見もありますが，なかなか難しい問題のようです．

成年後見人の権限と義務は被後見人が死亡した時点で自動的に消失するために，被後見人の火葬や埋葬などについては関与することができませんでした．しかし，それでは不都合なことが多く，2016年4月民法改正で，①相続財産に属する特定の財産の保存に必要な行為，②弁済期が到来している相続財産に属する債務の弁済，③死体の火葬または埋葬に関する契約の締結その他相続財産の保存に必要な行為，について成年後見人への権限が定められました．③の遂行には家庭裁判所の許可が必要になっています．

成年後見人は認知症患者を代行して福祉サービスや入退所などの契約締結ができるということですね．

そうです．表2 にも示されているように介護福祉施設などへの入退所の契約や費用の支払い，処遇の監視などは成年後見人に課された役割になるのです．ところで実際の介護現場では成年後見を受けていない認知

症患者のデイサービスやショートステイの利用契約や入所の際の契約を家族が行っていると思います．じつは厳密に述べると，これは法律的には問題なのです．一般的には家族が認知症患者を代理して契約書に署名し同意できると理解している場合がほとんどでしょうね．しかし，法律的にはたとえ家族であっても法的な手続きをしない限り認知症患者の代理人として，これらの契約を代理契約することはできないそうです．つまり家族であっても他の家族に対する法的代理権をもたないのです．そうすると判断能力の低下している認知症患者自身には契約締結を行う能力がないことから介護サービスを利用することができなくなってしまいます．しかし現実には家族らがこれらの契約を締結し介護サービスや入所などが進んでいるかと思います．この矛盾はどのように解釈されているのでしょうか．実は旧厚生省が開催した第4回介護関連事業振興政策会議議事録（2000年1月31日）のなかで介護保険制度施行準備室長による「判断能力が不十分な場合に家族等が第三者のためにする契約を締結することも可能とすべきではないかと思ったわけであります．（略）成年後見制度を利用するにあたっても数カ月かかる場合があります．そのように移行することが望ましいのですが，その間についても第三者の契約ということも道をつけておく必要があるのではないかということであります」との発言に基づいているのではないかとの指摘[3]がみられます．

B 日常生活自立支援事業

日常生活自立支援事業を理解する

成年後見制度とともに日常生活自立支援事業という制度があるようですが，海老手先生，解説をお願いします．

日常生活自立支援事業は，認知症高齢者ならびに知的障害者，精神障害者など判断能力が不十分な人々が地域で自立した生活が送れるように金銭の管理や日常生活に必要な事務などの手続きを支援する制度です．成年後見制度は，財産管理や身上監護に関する契約など法律行為全般を支援する制度であるのに対して，日常生活自立支援事業は，日常生活上での金銭管理や事務手続きを扱う日常生活範囲での支援となっています．たとえば，前者では不動産の売却や遺言分割などの法的行為の援助ですが，後者では日々の生活に必要な金銭の出し入れを援助することになります．

厚生労働省のホームページ（2019年4月20日閲覧）から日常生活自立支援事業に関する記述を一部改変し以下に抜粋してみます．

① 対象となるのは認知症高齢者ならびに知的障害者，精神障害者などであり，日常生活を営むために必要な情報の入手，理解，判断，意思表示を本人のみで適切に行うことが困難な方．本事業の契約内容について判断しうる能力を有すると判断される者．

② 実施主体は，都道府県・指定都市社会福祉協議会ですが窓口業務を含めた実際の施行は市町村の社会福祉協議会となります．

③ 援助の内容は，福祉サービス・苦情解決制度の利用援助，住宅改造や居住家屋の賃貸，日常生活上の消費契約，住民票の届出などの行政手続に関する援助などです．具体的には預貯金の払い戻しや預け入れなど利用者の日常生活費の管理，定期的訪問による生活変化の察知などになります．

④ 利用希望者は実施主体に対して申請（相談）を行います．申請や相談を受けた実施主体は，利用希望者の生活状況や希望する援助内容を確認するとともに本事業の契約の内容について判断し得る能力の判定を行います．

⑤ 実施主体は，利用希望者が本事業の対象者の要件に該当すると判断した場合には，利用希望者の意向を確認しつつ援助内容や実施頻度等の具体的な支援を決める「支援計画」を策定し契約が締結されま

す．支援計画は，利用者が必要とする援助内容や判断能力の変化等利用者の状況を踏まえ定期的に見直されます．
⑥ 契約内容や本人の判断能力などの確認を行う「契約締結審査会」及び適正な運営を確保するための監督を行う第三者的機関である「運営適正化委員会」を設置することにより契約による事業の信頼性や的確性を高め利用者が安心して利用できる仕組みとなっています．
⑦ 実施主体が定める利用料を利用者が負担します．参考として実施主体が設定している訪問1回あたり利用料は平均1,200円．契約締結前の初期相談などに係る経費や生活保護受給世帯の利用料については無料となっています．

日常生活自立支援事業は，成年後見制度では介入できない日常生活に関する行為を手助けできるので生活援助の視点から重要ですが認知症診療のなかでどれだけ利用できるかは難しい問題と思います．日常生活自立支援事業では，サービスの理解や契約内容を認識できない，つまり判断能力のない人では利用することができません．この制度を利用できるのは軽度認知障害MCIあるいは軽度認知症の患者になるかと思います．非専門医の先生がたにとって成年後見制度の診断書作成はややハードルが高いといえますが，この日常生活自立支援事業に関しては地域の社会福祉協議会に紹介するだけでよいのでぜひ知っておきたい制度だと思います．

余談になるかと思いますが日常生活自立支援事業と似たような制度用語として自立支援医療費（精神通院）というものがあるようですが，これはどのような制度なのでしょうか．

厚生労働省のホームページを援用しながら自立支援医療制度について解説していきます．この制度の目的は，心身の障害を除去・軽減するために通院する際，その医療費の自己負担分を軽減する公費負担医療制度と

されています．詳細は「第 11 章　認知症診療に関連する医療制度」を参照してください．この制度を利用できる対象者は，
① 精神通院医療：精神保健福祉法第 5 条に規定する統合失調症などの精神疾患を有する者で通院による精神医療を継続的に要する者
② 更生医療：身体障害者福祉法に基づき身体障害者手帳の交付を受けた者でその障害を除去・軽減する手術等の治療により確実に効果が期待できる者（18 歳以上）
③ 育成医療：身体に障害を有する児童でその障害を除去・軽減する手術等の治療により確実に効果が期待できる者（18 歳未満）
であり，認知症患者は①に該当します．

C　認知症と消費者被害

認知症患者の消費者被害の実態

認知症患者では，記憶障害や判断力の低下などから訪問販売や悪徳商法などにしばしば騙されるかと思います．認知症患者の消費者被害について解説をお願いします．

認知症患者のみを対象とした消費者被害の統計はないようですので，ここでは消費生活年報 2018 The Annual Report on Consumer Affairs（2018 年 10 月　独立行政法人　国民生活センター）から高齢者に関する事項をまとめてみます．
① 2017 年度に全国の消費生活センター等が受け付けた消費生活相談情報の総件数は 936,881 件でした．
② 相談件数のなかで契約をした当事者が 70 歳以上の割合は全体の 20.2％で最も多い．70 歳以上の相談では 25.4％が契約当事者以外

の人間からの相談でした．

③ 2017年に増加件数の多かった商品・役務では，商品一般が第1位で，ついでデジタルコンテンツその他，化粧品，放送サービス，紳士・婦人洋服，電気の順になっています．一方，減少件数の多いものとしてはアダルト情報サイト，インターネット接続回線，興信所，社会保険　海外パックツアーの順となっています．

④ 70歳以上での相談件数の内訳をみますと，全体で商品一般，デジタルコンテンツその他，健康食品，インターネット接続回線，新聞，放送サービス，修理サービスの順となっています．男女別からみても大きな違いはないのですが，男性ではアダルト情報サイトが4位，フリーローン・サラ金が9位に，女性では化粧品が9位，アクセサリーが11位にランクされています．男性では性的，金銭的な相談件数，女性では美容に関する相談が多いのは頷けるかもしれません．時代背景の反映でしょうか，以前よく問題になっていたふとん類は女性で16位に下がっています．

この統計では認知症の有無からの検討をしておりませんので高齢認知症患者の実態は明らかではありませんが類似した傾向をもっているものと推測されます．

加賀利先生，先生が経験した事例をいくつか呈示してもらえますか．

認知症診療の現場では認知症患者が訪問販売や悪徳商法などに騙された結果としてその対策の相談を受けることがよくあります．以下に私が経験した事例をいくつか呈示します．

77歳，女性，アルツハイマー型認知症
3カ月前まで遠隔地で1人暮らしを続けていましたが，現在は息子夫婦と同居しています．息子は事情があって長年別居していましたが

毎年数日は患者宅に帰郷していましたがとくに目立った症状に気づかなかったとのことです．4カ月前，患者宅の隣人からこの頃患者の様子がおかしい，ひとり暮らしは無理ではないかと言われたことから引き取りました．同居して初めて気づいたことですが，もの忘れがひどく，今回転居したことも十分理解できないことがわかりました．さらに事情を確かめると，不要な高額商品の購入契約などによるローンで5年間に1,000万円以上の金額が銀行から引き下ろされていることがわかりました．さらに，現在も400万円以上のローンを抱えており弁護士に相談しています．

事例② 77歳，女性，アルツハイマー型認知症

化粧品販売の仕事をしていましたが高齢になったので4年前にその仕事を辞めました．76歳時，もともと所有していない刀剣がない，重箱が紛失したと言い出し家族は不審に思いました．77歳になった頃から，通帳や印鑑がなくなった，金庫の鍵がなくなった，自分で何を探しているのかわからないなどの症状がみられ，嫁に連れられてもの忘れ外来を受診してきました．現在，1人暮らしで古くなって腐った物を食べたりして下痢を起こすことがあります．家族が最も困っていることは，訪問販売に頻繁に騙されることです．訪問販売の口車に乗って40万円の羽毛布団の購入契約を結んだことがあります．他にも宝石の購入契約，健康食品や味噌の大量購入，自宅修繕の契約などを勝手に結んでしまい，現在までに800万円以上の金額を騙されています．

事例③ 73歳，女性　アルツハイマー型認知症

訪問セールスに騙され自宅改築の契約を結んだ結果，年金が月15万円にも関わらず毎月12万円の支払をしていました．

事例④　75歳，女性，アルツハイマー型認知症

訪問販売の口車に乗って先物取引相場に手を出してしまい老後の資金として貯めていた800万円を失っています．

訪問販売，悪徳商法などへの予防とその対策

訪問販売などに認知症患者が騙されない対策としてどのようなことができるのでしょうか．

対策を講じる場合，その患者が独居なのか家族が同居しているのかなどの生活環境を考慮したきめ細かい対策が求められます．

家族が同居している場合では，

① 訪問販売や電話による悪質な勧誘を受けやすい日中に患者を1人にさせないことが原則となります．家族が一緒にいるときに騙されることはまずないと思いますが，自宅に患者が1人でいるときに玄関先でチャイムが鳴ると習慣的に玄関先に出て対応をしてしまうことが予想されます．認知症患者が1人だけで対応すると訪問してきた人間の口車に乗ってしまう危険性は高いといえます．隣近所に患者の病状などを話しておき，不審な人間の来訪などに注意してもらうのもよいでしょう．電話によるしつこい勧誘があるならば着信拒否をする，あるいは電話線を抜いておくのも予防策の1つです．

② デイサービスやショートステイなどの公的サービスを可能な限り利用し日中自宅に患者がいる時間を可能な限り少なくする工夫を指導します．介護保険の利用限度額を考慮しながら，ケアマネジャーに日中患者が在宅する時間を可能な限り少なくする介護プランを作成してもらいます．近くに兄弟姉妹などの親戚がいる場合，その親戚に患者と一緒にいる時間を作ってもらうのもよい対策といえるでしょう．

③ 日中家族が留守をしているときに不要な購入契約などを結んでしま

う可能性のあることを家族が理解しておくことが重要です．定期的に自宅に不要な契約書などがないかを家族が探すことが必要です．患者は，記憶障害のために自分で契約したことを忘れてしまい，机の上などに無造作に契約書をおき忘れていることが多いからです．

④ 通帳や印鑑，土地・家屋に関する重要な書類などを患者に管理させないことも大切であり，原則はこれらを家族が管理することです．問題は，患者が自分で管理ができるからといって家族に通帳などを渡さない場合です．私の経験では，患者が家族の求めに応じず通帳などを渡さない事例は少なくありません．家族が無理矢理通帳などを取り上げると，家族と患者との間で諍いが絶えない状況になることがほとんどです．最悪の場合，家族が犯人とされるもの盗られ妄想に発展していきます．

⑤ 日々の生活のなかで大金を患者に渡さないようにすることも対策として重要です，1日に必要な金銭だけをその都度患者に渡すようにすると，高価な品物をその場で買うことができないので高額商品を購入することができません．現金で高額商品を購入した場合には，まずその代金は戻ってこないと考えたほうがよいでしょう．領収書などに記された会社名や連絡先はまず偽りであり，連絡しようにも相手方は居どころ知らずとなり連絡をつけることはできない場合がほとんどです．

⑥ 契約の内容によってはクーリングオフ制度を利用することも可能になります．クーリングオフ制度については別項で海老手先生に解説をお願いします．

⑦ 最も安全な対策は成年後見制度の審判開始ですが，これも万能ではありません．直接その場で現金のやり取りをした事例ではその後に支払った金銭が戻ってくる可能性は低く後見と審判されていても役には立ちません．

認知症患者がひとりで暮らしている場合の対策は極めて困難になりま

す．まず，患者が騙されていることを把握することが難しいことがあげられます．そもそも患者が自ら自分は騙されたと言い出すことは皆無ですし，隣人も近所付き合い程度の間柄では，患者宅の様子を観察することもないでしょう．騙されていることを把握するためには，患者宅を実際に訪問し室内の様子を観察する（たとえば，高額で不要と思われる布団がたくさんあるなど），あるいは患者の通帳の中身を確認するなどの行動をしないといけないのです．しかし，他人が患者宅に理由もなく入ることはできないので騙されていることを把握することが実際にはなかなか難しいといえます．考えられる対策を以下に述べますが，実行不可能なことも多いと考えたほうがよいでしょう．

① 患者の生活状況や行動の把握が最も重要です．隣人や友人，民生委員などが患者の生活や行動に異変を感じることが介入の始まりになるからです．独居の患者宅に見知らぬ人間がよく出入りしている，大きな品物を患者宅に持ち込んでいる人間を目撃したなどの異変に気づくことで近隣の住民や警察が初めて動き出すことができるのです．

② 独居患者の場合，医療あるいは介護・看護がどの時点で介入できるかが悪徳商法への対策開始の決め手になるかと思います．そこで，2018年から本格的に活動が開始されている認知症初期集中支援チームがこの問題解決の一助になる可能性があるかと思います．

③ 独居でも本当に身寄りが全くないのかあるいは遠方に子どもなどがいるのかによって対策は異なります．身寄りが全くない独居患者では，本人が納得するか否かの問題はありますが，成年後見制度を利用し患者の財産保全を目的に後見人が選任されれば騙される可能性は相当低くなるでしょうし勝手に結んだ契約を破棄することもできます．本人が利用を拒否する場合には，しばらく周囲から見守りをするしか方法はないでしょう．遠方に子どもなどがいる場合には，その子どもをよんで対策を相談することになるかと思います．

第 10 章 ● 認知症診療における法律問題

訪問販売などに騙された後の患者への対応についても加賀利先生に伺いたいと思います．

一度騙されたことが明らかになった患者では，その後の再発予防が重要になってきます．家族が同居している場合には一度騙された患者にその後注意が向けられることから再度騙される可能性は低くなるかと思いますが油断せずに患者の行動を見守ることが必要になります．

騙された患者を家族や周囲の人々が叱る，怒る，なじるなどの対応は厳禁です．アルツハイマー型認知症では，記憶障害のために自分で行った行動を忘れていることが多いのです．自分で契約をしたことや高額で不要な品物を購入したことを忘れている場合も少なくありません．家族や周囲の人々が叱っても患者には，なぜ自分が叱られるのかについて心当たりがないのです．逆に叱られることで家族や周囲から虐められている，言いがかりをつけられていると受け止めてしまう可能性があります．そこから精神的な不安や周囲への暴言，攻撃性が出現することも考えられます．患者の行動を責めるのではなく，今後の再発予防を患者の気持ちを傷つけない方法で考えていくことが周囲に求められるのです．自分が騙されたことをある程度覚えている，あるいはまずいことをしたかなと思っている患者には，「誰にでも起こりえることだから心配することはありません，今後同じことがないように一緒に考えていきましょう」などと述べて支援をする姿勢を示すことが大切になってきます．

クーリングオフ制度を理解する

不当契約を解除するためにクーリングオフ制度を利用するとよいといわれていますが，この制度について解説をお願いします．

クーリングオフ制度とは，訪問販売などの一定の取引を一定期間内であれば理由なくその契約を解除できる制度です．ここでは独立行政法人

国民生活センターのホームページ（http://www.kokusen.go.jp/）を参考に解説していきます．クーリングオフは，訪問販売などによって契約をしたとき，法律で規定された事項が書かれた契約書面（法定書面）を受け取った日から一定の期間内ならば無条件で申し込みの撤回や契約を解除できるとされています．ですから契約書面を受け取らない限りクーリングオフはいつでも可能なのです．ただし，この制度は店頭販売や通信販売には適応されませんので注意が必要です．クーリングオフが可能な取引は，訪問販売ならびに電話勧誘販売，連鎖販売取引，特定継続的役務提供，業務提供誘引販売取引，訪問購入などです．クーリングオフが可能な期間は，契約内容によって8日から20日間とされています．契約書面を受け取った日を1日目として数えます．訪問販売や電話勧誘販売は，原則として書面受領日から8日間がクーリングオフを行える期間です．マルチ商法などは，契約書面受領日から20日間になっています．クーリングオフの通知は業者宛に書面で行います．控えのためにその書面の両面をコピーに取った上で，特定記録郵便または簡易書留などを使用し郵送したことが記録に残る方法で送るようにします．認知症患者では自分が騙されたという認識に欠けることが多いので，医師は相談を受けたときにはこの制度をわかりやすく家族あるいは周囲の人々に説明することが求められます．

D 認知症患者への虐待

法的視点からみる高齢者虐待

次に新聞などでしばしば話題になっている認知症を含む高齢者虐待について考えてみたいと思います．海老手先生，法律的な視点から高齢者虐待についての解説をお願いできますか．

法律的には 2006 年 4 月に高齢者虐待防止法が施行されています．正式には「高齢者虐待の防止，高齢者の養護者に対する支援等に関する法律」となっています．この法律の意味する高齢者は 65 歳以上の者であり，養護者（著者註：実際に高齢者を養護，介護する家族などを指します）と介護施設従事者などによる虐待を高齢者虐待とよんでいます（著者註：病院内における虐待はこの対象外となっています）．

高齢者虐待として，
① 高齢者の身体に外傷を生じ，または生じるおそれのある暴行を加えること（身体的虐待）
② 高齢者を衰弱させるような著しい減食または長時間の放置，または養護者以外の同居人による①，③，④にあげる行為と同様の行為の放置など養護を著しく怠ること（養護・介護などの放棄）
③ 高齢者に対する著しい暴言または著しい拒絶的な対応その他の高齢者に著しい心理的外傷を与える言動を行うこと（心理的虐待）
④ 高齢者にわいせつな行為をすること，または高齢者をしてわいせつな行為をさせること（性的虐待）
⑤ 高齢者の財産を不当に処分すること，その他高齢者から不当に財産上の利益を得ること（経済的虐待）
の 5 つが規定されています．

虐待を疑われる高齢者を発見した者はその生命や身体に重大な危険性が生じていると判断したときには速やかに市町村に通報しなければならないとされています．通報の流れを 図7 に示しています．

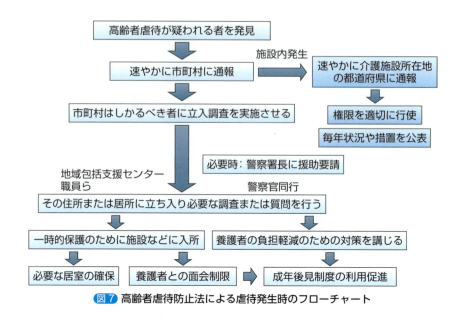

図7 高齢者虐待防止法による虐待発生時のフローチャート

全国統計からみた高齢者虐待の実態

高齢者虐待に関する全国的な統計などはあるのでしょうか.

認知症患者への虐待についての統計をみる際には,その虐待が生じているのが家庭内なのか介護施設なのかあるいは数は少ないと思いますが病院内なのかによって事情が少し異なるかと思います.家庭内での虐待は,同居家族あるいは同居していない家族・親族,介護者によるものがほとんどであろうと思います.介護施設内での虐待は,介護施設従事者による入所者への虐待行為です.病院内での虐待は高齢者虐待防止法の規制外になっているそうです.病院従事者は患者に対して虐待などしないだろうとの性善説に立っているのでしょうか.
2016年の「高齢者虐待の防止,高齢者の養護者に対する支援等に関する法律」に基づく対応状況等に関する調査結果では,養護者による虐待の相談・通報件数は27,940件で虐待判断件数は16,384件,養介護施

設従事者などによる虐待の相談・通報件数は1,723件で虐待判断件数は452件でした．図8 に養介護施設従事者などならびに養護者による高齢者虐待の相談・通報件数と虐待判断件数の推移を示しました．いずれも経年的に増加していることがわかります．

養護者による高齢者虐待をみますと，相談あるいは通報した者は介護支援相談員が全体の29.5％と最も多く，ついで警察21.1％，家族・親族9.1％の順になっています．虐待の発生要因では，虐待者の介護疲れ・介護ストレスが27.4％と最も多く，ついで虐待者の障害・疾病21.3％，経済的困窮（経済的問題）14.8％の順となっています．養護者ならびに養介護施設従事者などによる虐待の種類の割合を 図9 に示しました．養介護施設従事者などに比して養護者による虐待は心理的虐

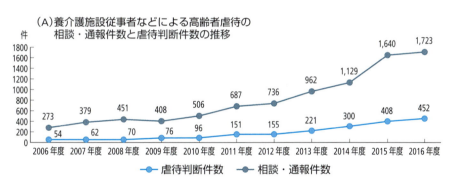

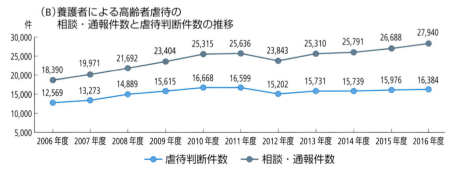

図8 養介護施設従事者などおよび養護者による高齢者虐待の相談・通報件数と虐待判断件数の推移

（平成28年度「高齢者虐待の防止，高齢者の養護者に対する支援等に関する法律」に基づく対応状況等に関する調査結果）

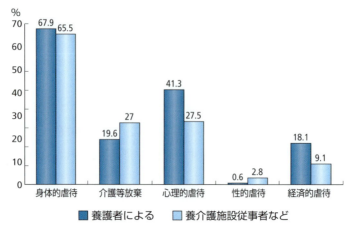

図9 高齢者虐待の種類の割合（平成28年度「高齢者虐待の防止，高齢者の養護者に対する支援等に関する法律」に基づく対応状況等に関する調査結果）

待と経済的虐待が多いようです．

施設種別の虐待をみますと，いずれの施設種別でも身体的虐待が最も多く，介護保険3施設（特別養護老人ホーム，介護老人保健施設，介護療養型医療施設）では身体的虐待と介護等放棄が他の施設種別よりも多いことがわかります．認知症対応型共同生活介護（グループホーム）・小規模多機能型居宅介護では，当然ですが介護等放棄の頻度は少ないのですが逆に心理的虐待が多くみられます．その他入所系（有料老人ホーム，軽費老人ホーム，養護老人ホームなど）では経済的虐待が他の施設種別よりも統計学的に有意に高くなっています 図10 ．

介護施設などの集団生活の場では見守りの目が多いことから虐待の事実が判明することが割に容易な印象を受けますが在宅で家族のみ，とくに配偶者あるいは子らとの2人暮らしの場合には虐待の事実をなかなか掴みきれないように感じますが，海老手先生，全国統計ではどうなのでしょうか．

ご指摘の通りで虐待を行った養護者（虐待者）との同居の有無をみた

資料では，虐待者とのみ同居が50.9％で最も多く，虐待者および他家族と同居36.3％を合わせると87.2％が同居している虐待事例といえます．図11 は，被虐待高齢者からみた虐待者の続柄を示したものです．

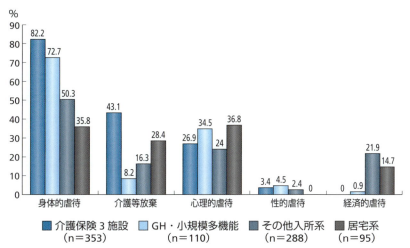

図10 施設など種別ごとの虐待種別の関係（平成28年度「高齢者虐待の防止，高齢者の養護者に対する支援等に関する法律」に基づく対応状況等に関する調査結果）

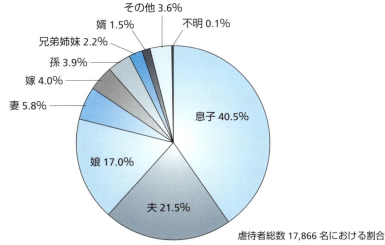

図11 被虐待者からみた虐待者の続柄（平成28年度「高齢者虐待の防止，高齢者の養護者に対する支援等に関する法律」に基づく対応状況等に関する調査結果）

息子が 7,237 名 40.5％で最も多く，ついで夫 3,837 名 21.5％，娘 3,031 名 17.0％の順で息子と夫で全体の 6 割を占めています．

高齢者虐待を発見する難しさ

実臨床では認知症患者に対する虐待を診察室の場面で発見することはなかなか難しいと思います．私の外来でも地域包括支援センターやケアマネジャーなどの介護スタッフから虐待が疑われる患者がみられますとの情報提供によって虐待を疑うあるいは判明する場合がほとんどです．医師が虐待の現場を直接目撃できることはまずなく，虐待を加えている家族もその行為を否定することがほとんどです．虐待を否定する家族に向かって「あなた，患者さんに手を出しているでしょう．そんなことをしては絶対にいけません」と伝えても診察室の雰囲気を悪くするばかりでなく，以降その家族は患者を病院に連れて来なくなるだけです．虐待を強く否定する家族にさらに追い討ちをかけるように虐待の話を続けると喧嘩になる可能性が高いといえます．明らかに虐待による外傷が存在していても記憶障害のために患者の口から受傷機転を聞き出すことが難しいことも虐待の発見を遅らせる点です．つい最近経験した事例ですが患者の右前額部に傷口がぽっかりあいた大きなたんこぶがあるのです．連れてきた夫にその理由を尋ねると，「朝方，妻がいうことを聞かなかったので食卓を挟んで湯のみ茶碗を投げつけてしまったのです」と臆面もなく述べるのです．妻に事情を聞くと「いやあ，これは転んで怪我をしたのです」と答えるのですが，いつ怪我をしたのか聞いても思い出せないのです．もう 1 つの問題は，同居していない親族が介護する家族による虐待を訴える場合，介護に直接関わる家族に対する誹謗や嫌がらせ，財産目当ての行動などの可能性も否定できないことから家族内あるいは親族間の諍いに巻き込まれる危険性もあるといえます．

虐待の証拠を明確につかめる場合には，虐待行為の違法性を含めて強い口調で諫めるようにしていますが，それだけでは虐待の改善には繋がり

ません．なぜその家族が虐待行為に及ぶのかを同定しなければ真の改善にはなりません．しかし，実際には虐待をする家族と虐待を受ける患者を物理的に分離するしか解決策がない場合がほとんどではないでしょうか．

【文献】

1) 最高裁判所事務総局家庭局．成年後見制度における診断書作成の手引　本人情報シート作成手引き．

2) 最高裁判所事務総局家庭局．成年後見関係事件の概況―平成30年1月～12月―．

3) 平田　厚，厚東知成，神山慎一．28 認知症と福祉契約．In: 介護・医療現場が知っておくべき認知症高齢者への対応と法律問題．東京: 新日本法規; 2019．p.164-8．

第11章

認知症診療に関連する医療制度

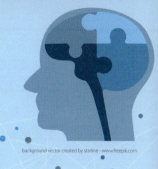

A 自立支援医療制度

自立支援医療制度とはなにか

中舘先生 本章では，臨床医が知っておきたい認知症診療に関連する公的医療制度について考えていきたいと思います．まず，自立支援医療制度について臨床医が知っておくべき事柄を教えてください．

海老手先生 ここでは厚生労働省のホームページ（2019年5月12日閲覧）を援用しながら自立支援医療制度について解説していきます．この制度の目的は，心身の障害を除去・軽減するために通院する際，その医療費の自己負担分を軽減する公費負担医療制度とされています．この制度を利用できる対象者は，
① 精神通院医療：精神保健福祉法第5条に規定する統合失調症などの精神疾患を有する者で通院による精神医療を継続的に要する者
② 更生医療：身体障害者福祉法に基づき身体障害者手帳の交付を受けた者でその障害を除去・軽減する手術等の治療により確実に効果が期待できる者（18歳以上）
③ 育成医療：身体に障害を有する児童でその障害を除去・軽減する手術等の治療により確実に効果が期待できる者（18歳未満）
となります．

203

精神通院医療の対象は病院などに入院していない通院患者であり，対象疾患は，(1) 症状性を含む器質性精神障害，(2) 精神作用物質使用による精神ならびに行動障害，(3) 統合失調症や妄想性障害など，(4) 気分障害，(5) てんかん，などです．この (1) から (5) は高額治療継続者（重度かつ継続）となります．認知症患者は (1) に該当することから精神通院医療の対象となります．

患者本人あるいは家族からこの制度を利用したいといわれたとき，医師は申請方法を含めてどのように説明したらよいのでしょうか．

自立支援医療制度申請のしかたと自己負担金

申請は住民票のある市町村の担当窓口で行います．申請書（自立支援医療支給認定申請書）は市町村の窓口でもらえますが医療機関によってはこの診断書を常備しているところもあります．認定のためには医師の診断書が必要であり，医療機関あるいは市町村から入手が可能です．この診断書については，更新申請かつ治療方針の変更がない場合に限り 2 年に 1 度の提出でよいとされています．参考のために 図1 に診断書の様式をあげておきます．さらに申請に際して必要なものとして，医療保険世帯主の所得状況を説明できる資料（課税証明書など）と健康保険証，マイナンバーを確認できる書類などとなっています．この自立支援医療制度によって医療費の助成を受けられるのは「指定自立支援医療機関」での医療に限定されています．ですから診療を受けている医療機関がこの指定を受けていないと，この制度を利用することができないことを患者や家族に説明しておくことが求められます．

自立支援医療を医療機関で受けるときには，その都度交付された受給者証（自立支援医療受給者証）と自己負担上限額管理票を提示することになります．受給者証の有効期間は 1 年以内です．この制度による医療費軽減が受けられるのは各都道府県または指定都市が指定した指定自立

第11章 ● 認知症診療に関連する医療制度

様式第7（第5条関係）

診 断 書（自立支援医療費（精神通院）用）

氏　名・生年月日等		大正・昭和・平成　　　年　　月　　日生（　　歳）男・女
住　　　所		

① 病名（ICDコードは、F00〜F99、G40のいずれかを記入する。）
　(1) 主たる精神障害 _____　ICDコード（　　　　）
　(2) 従たる精神障害 _____　ICDコード（　　　　）
　(3) 身体合併症 _____

② 発病から現在までの病歴（推定発病年月、発病状況、治療の経過等を記入する。）
　（推定発病年月　　　年　　　月頃）

　（主たる精神障害の初診年月日　　　年　　　月　　　日、医療機関名　　　　　）

③ 現在の病状、状態像等（該当するものを○で囲む。）
　1　抑鬱状態
　　(1)思考・運動抑制　(2)易刺激性、興奮　(3)憂鬱気分　(4)その他（　　　）
　2　躁状態
　　(1) 行為心迫　(2)多弁　(3)感情高揚・易刺激性　(4)その他（　　　）
　3　幻覚妄想状態
　　(1)幻覚　(2)妄想　(3)その他（　　　）
　4　精神運動興奮及び昏迷の状態
　　(1)興奮　(2)昏迷　(3)拒絶　(4)その他（　　　）
　5　統合失調症等残遺状態
　　(1)自閉　(2)感情平板化　(3)意欲の減退　(4) その他（　　　）
　6　情動及び行動の障害
　　(1)爆発性　(2)暴力・衝動行為　(3)多動　(4)食行動の異常　(5)チック・汚言
　　(6)その他（　　　）
　7　不安及び不穏
　　(1)強度の不安・恐怖感　(2) 強迫体験　(3)心的外傷に関連する症状
　　(4)解離・転換症状　(5)その他（　　　）
　8　てんかん発作等（けいれん及び意識障害）
　　(1)てんかん発作　発作型（　　　）頻度（　　回/月　又は　　回/年）
　　　最終発作（　　　年　　月　　日）
　　　脳波検査を行った場合は、その所見（　　　）
　　(2)意識障害　(3)その他（　　　）
　9　精神作用物質の乱用、依存等
　　(1)アルコール　(2)覚醒剤　(3)有機溶剤　(4)その他（　　　）
　　　ア乱用　イ依存　ウ残遺性・遅発性精神病性障害　エその他（　　　）
　10　知能・記憶・学習・注意の障害
　　(1)知的障害（精神遅滞）　ア 軽度　イ 中等度　ウ 重度
　　(2)認知症　(3)その他の記憶障害（　　　）
　　(4)学習の困難　ア読み　イ書き　ウ算数　エその他（　　　）
　　(5)遂行機能障害　(7)その他（　　　）
　11　広汎性発達障害関連症状
　　(1)相互的な社会関係の質的障害　(2)コミュニケーションのパターンにおける質的障害
　　(3) 限定した常同的で反復的な関心と活動　(4)その他（　　　）
　12　その他（　　　）

④ ③の病状・状態像等の具体的程度、症状、検査所見等

⑤ 現在の治療内容
　1　投薬内容（薬剤名）

　2　精神療法等

　3　訪問看護指示の有無　　（　有　・　無　）

⑥ 今後の治療方針
　1　薬物療法

　2　精神療法等

　3　訪問看護指示の有無　　（　有　・　無　）

⑦ 現在の障害福祉サービス及び自立支援給付対象サービス等の利用状況（該当するものを○で囲む。）
　1　利用有〔　生活訓練・グループホーム・ホームヘルプ・訪問指導・その他（　　　）〕
　2　利用無

⑧ 医師の略歴（主たる精神障害がICDコードF40〜F99であって「重度かつ継続」に該当すると判断される場合は、該当する□をチェックし、精神保健指定医である等3年以上の精神医療の従事歴が分かるように記入する。）
　□精神保健指定医（指定医番号：　　　　）
　□精神科医（精神医療に従事した期間・主な所属）
　□その他の医師（精神医療に従事した期間・主な所属）

⑨ 備考

医療機関所在地 　名　　称 　電話番号 　診療担当科名 　医師氏名（自署又は記名押印）	平成　　　年　　月　　日	※ 審 査 欄
		承　認 ／ 不承認
		※ 重 度 か つ 継 続
		該　当 ／ 非該当

備考　1　用紙の大きさは、日本工業規格A4とする。
　　　2　※印の欄は、記入しないこと。

図1 **自立支援医療費（精神通院医療費）診断書**〔この診断書は愛知県のホームページ自立支援医療費（精神通院医療）制度についてからダウンロードしたものです〕

205

支援医療機関（病院・診療所，薬局，訪問看護ステーション）で受給者証に記載されたものに限られるとされています．

自立支援医療制度を利用できるようになりますと自己負担金などは，どのくらい軽減されるものなのでしょうか．

普通，医療保険が適用されますと 70 歳未満では通常 3 割負担となり残りは国が負担をしていますが，自立支援医療に認定されますと患者本人の自己負担は基本的には 1 割となります．たとえば医療費に 1 万円かかるとすると普通ならば 3,000 円が自己負担金となりますが自立支援医療ですと 1,000 円の負担で済みます．さらに患者の世帯収入（所得区分）によって自己負担金の上限が定められています 図2．また費用が高額な治療を長期にわたり継続しなければならない者は「重度かつ継続」に認定され，さらに減額措置がとられています．認知症患者はこの「重度かつ継続」に該当することから 図2 の右端の自己負担金となります．

所得区分			上限負担金（月）	重度かつ継続の場合 上限負担金（月）
一定所得以上		市町村税の納税額 23 万 5,000 円以上	本制度対象外	20,000 円
中間所得	中間所得 2	市町村税の納税額 3 万 3,000 円以上〜 23 万 5,000 円未満	医療保険の高額療養費（精神通院のほとんどは重度かつ継続に該当）	10,000 円
	中間所得 1	市町村税の納税額 3 万 3,000 円未満		5,000 円
低所得 2		市町村民税非課税 本人収入 80 万 1 円以上	5,000 円	5,000 円
低所得 1		市町村民税非課税 本人収入 80 万円以下	2,500 円	2,500 円
生活保護		生活保護受給世帯	0 円	0 円

1）利用者負担が過大にならないよう，所得に応じて1月当たりの負担額を設定（これに満たない場合は1割負担）
2）費用が高額な治療を長期にわたり継続しなければならない（重度かつ継続）者については更に軽減措置を実施

図2 自立支援医療制度における利用者負担のしくみ（精神通院のみ抜粋作成）
（厚生労働省ホームページ 自立支援医療制度から著者が抜粋作成）

B 精神障害者保健福祉手帳

精神障害者保健福祉手帳とはなにか

認知症患者を介護する家族から精神障害者保健福祉手帳を申請したいといわれることがあるかと思います．この制度について知っておくべき事柄を教えてください．

まず簡単に歴史的変遷を述べますと，わが国では精神障害者の医療・保護などの精神保健福祉対策のために1950年に精神衛生法が制定され，その後，精神保健法に名前が変更され，さらに1995年に現在の精神保健福祉法（正式名称：精神保健及び精神障害者福祉に関する法律）に変わり精神障害者保健福祉手帳制度が創設されることになりました．

精神障害者保健福祉手帳は，一定程度の精神障害の状態にあることを認定するもので精神障害者の自立と社会参加の促進を図るために手帳をもつ人々にはいろいろな支援策が講じられることになります．ですから，対象は，なんらかの精神疾患によって長期にわたり日常生活または社会生活への制約がある者で，具体的には統合失調症あるいは気分障害，てんかん，薬物依存，発達障害（自閉症，注意欠損多動性障害など），高次脳機能障害などであり認知症もその対象となっています．なお知的障害者は，療育手帳制度があるためこの手帳の対象となっていません．

手帳の等級は1級から3級まであります 表1 ．手帳の有効期限は交付日から2年が経過する日の属する月の末日となっています．2年ごとに診断書を添えて更新の手続きを行います．

この手帳による医療費の免除あるいは控除については都道府県によってその額は異なっています．私の勤務先の市では，精神障害者保健福祉手帳1級ならびに2級取得者が入院または治療を受けた際の診療分自己負担額を市が助成しています．この場合，全疾患が対象となっています．

表1 精神障害者保健福祉手帳の等級

> 1級：精神障害であって日常生活の用を弁ずることを不能ならしめる程度のもの（概ね障害年金1級に相当）
> 2級：精神障害であって日常生活が著しい制限を受けるか，又は日常生活に著しい制限を加えることを必要とする程度のもの（概ね障害年金2級に相当）
> 3級：精神障害であって日常生活若しくは社会生活が制限を受けるか，又は日常生活若しくは社会生活に制限を加えることを必要とする程度のもの（概ね障害年金3級に相当）

わかりやすく述べると1級あるいは2級をもっている患者は疾患の種類にかかわらず入院あるいは外来での診療費の自己負担分が全額免除されることになるのです．

他に受けられるサービスは，全国一律のものと各地域や事業者が定めるものがあります．前者としては，公共料金の割引，NHK受信料の減免，税金の控除・減免措置（所得税，住民税の控除，相続税の控除），自動車税・自動車取得税の軽減（手帳1級の方），その他としては生活福祉資金の貸付や手帳所持者を事業者が雇用した際の障害者雇用率へのカウント，障害者職場適応訓練の実施です．注意したいことは現時点ではJR各社や航空会社での割引は適応されていません．後者では，公共料金などの割引（鉄道，バス，タクシーなどの運賃割引），上下水道料金の割引，公共施設の入場料などの割引，福祉手当，公営住宅の優先入居などがあるようです．

精神障害者保健福祉手帳申請のしかた

介護する家族などから，この手帳を申請したいがどうすればよいかと尋ねられたとき，どう説明したらよいのでしょうか．

手帳の申請は，市町村の担当窓口で受け付けてくれます．申請に必要な

ものは，①障害者手帳（精神障害者保健福祉手帳）申請書，②医師が作成した診断書または精神障害による障害年金を受給している場合にはその証書などの写しで構いません，③本人の顔写真です．申請書は，居住地の市町村の窓口（福祉課など）でもらえます．忘れてはならないことは，この手帳は精神障害の初診日から6カ月を経過しないと申請をすることができないことです．診断書は，精神保健指定医または精神障害の診断または治療に従事する医師が作成することができます．ですから精神障害を専門としない医師，すなわち，ほとんどのかかりつけ医の先生がたの外来では診断書作成は難しいと思われます．認知症患者に関する診断書に関してご自分で作成できない場合には近隣の認知症疾患医療センターなどに依頼するのがよいと思います．申請は家族や医療機関関係者などが代理で行うこともできます．申請すると各都道府県・政令指定都市の精神保健福祉センターにおいて審査が行われ認められると手帳が交付されます．

精神障害者保健福祉手帳の絡みで伺いたいのですが，アルツハイマー型認知症が進行し錐体外路徴候などが出現した際に身体障害者手帳を取得することができるのでしょうか．

加賀利先生　私の外来でもアルツハイマー型認知症患者を介護する家族から「認知症が進み歩行障害が出てきたので身体障害者手帳を作成したい」との希望が時折聞かれます．アルツハイマー型認知症が進行し失行が原因となって箸の操作が拙劣になる，着座がスムーズにできないなどの運動障害が目立ってきます．家族は運動障害があるから身体障害者手帳との発想になるのだろうと推測されます．しかし，アルツハイマー型認知症による運動障害は身体障害者手帳の対象にはならないのです．法律的に述べると身体障害者福祉法別表で定められている身体上の障害がある18歳以上の者，つまり身体障害者に該当しないとされるからです．認知症患者であっても血管性認知症あるいはレビー小体型認知症の場合

には該当する場合もあります．原因疾患が認知症では該当しないのですが，たとえば脳梗塞による片麻痺が存在しているときにはこの運動障害によって身体障害者手帳を取得できるもしれません．レビー小体型認知症が原因疾患では該当しませんがパーキンソン病ならばよいかもしれません．

索引 Index

■あ行

アカシジア	17
悪性腫瘍	139
悪徳商法	188
アルツハイマー型認知症	169
α-グルコシダーゼ阻害薬	45
アレンドロネート	111
育成医療	187, 203
異食	136
一過性意識消失発作	74, 102
溢流性尿失禁	77
易転倒性	74
イミダフェナシン	81
医療・介護関連肺炎	58, 146
発症予防対策	59
医療・介護関連肺炎診療ガイドライン	
	58
医療ケア関連肺炎	58
医療同意権	183
胃瘻造設	63
インスリン製剤	45, 48, 49
インフルエンザ後細菌性肺炎	60
運動療法	40, 42, 49
エスゾピクロン	90, 99, 150
エストロゲン	110
エゼチミブ	54
エピソード記憶	32
嚥下機能検査	62
嚥下障害	10
嚥下障害診療ガイドライン 2018 年版	
	63
嚥下リハビリテーション	63
塩分制限	68
オキシブチニン	81

オマリグリプチン	46
オレキシン受容体拮抗薬	90

■か行

介護等放棄	198
過活動膀胱	76, 77
仮性球麻痺	135
活性型ビタミン D 誘導体	111
カルバマゼピン	24, 128
感情安定薬	24
感情障害	24
漢方薬	140
危険行動	148
機能性尿失禁	76, 79
基本的日常生活動作	133
拒食	136
居宅療養管理指導	171
拒薬	9, 156
起立性低血圧	74, 102
金銭管理	171
クーリングオフ制度	191, 193
クエチアピン	90, 94, 99, 151
グリニド薬	45
グレリン	140, 143
クロナゼパム	97
経管栄養	60
経済的虐待	195, 198
軽度認知症	36, 44
軽度認知障害	36, 44
経鼻胃管	63
経皮的椎体形成術	118
経皮内視鏡下胃瘻造設術	64
けいれん発作	18
血液透析	123

血管性認知症	33, 54
血管性パーキンソニズム	70, 75
減塩効果	40
高 LDL-C 血症	54
降圧療法	28
抗菌薬	60
高血圧	29
高血圧治療ガイドライン 2019	29
高血糖高浸透圧症候群	37
後見	176
抗コリン作用	78, 102
抗コリン薬	81
更生医療	187, 203
抗精神病薬	128
向精神薬	127, 135
抗てんかん薬	128
抗認知症薬	105
抗パーキンソン病薬	11
公費負担医療制度	186, 203
興奮	152
高齢者虐待	194
高齢者虐待防止法	195
高齢者糖尿病ガイド 2018	35
誤嚥性肺炎	55, 62, 146
固執症状	13
骨吸収抑制剤	111
骨形成促進剤	111
骨折	28, 101
骨粗鬆症	107
骨粗鬆症治療薬	111, 114
骨代謝マーカー	112
骨密度	107
コリンエステラーゼ阻害薬	78, 106

■さ行

催奇形性	22
細血管病変に伴う認知症	75
在宅認知症患者	163

サルコペニア	70, 147
支援計画	185
脂質異常症	53
持続的注意	16
市中肺炎	57, 146
失語	136
失行	136, 209
失認	136
指定自立支援医療機関	204
社会福祉協議会	185
若年成人平均値	107
重症低血糖	35
手段的日常生活動作	1, 133
焦点的注意	16
消費者被害	187
食行動障害	133
食事療法	40, 42, 49
食欲低下	135
食欲不振	135, 152
徐放型エキセナチド	46
自立支援医療支給認定申請書	204
自立支援医療制度	203
自立支援医療費	186
事理弁識能力	177
新規抗てんかん薬	128
神経因性尿失禁	78
身体合併症	27
身体拘束	65, 158
身体拘束ゼロへの手引き	158
身体障害者手帳	209
身体的虐待	195, 198
身体抑制	147
心不全	66
心理的虐待	195, 197, 198
錐体外路徴候	71, 102, 140, 209
睡眠衛生指導	91
睡眠障害	87, 150
睡眠薬	94

スボレキサント	90, 95, 150
スルピリド	140
スルホニル尿素薬	45
生活習慣病	27
生活障害	169
脆弱性骨折	107
精神障害者保健福祉手帳	207
精神通院医療	187, 203
精神保健福祉法	207
性的虐待	195
成年後見制度	171, 175, 185, 191, 192
切迫性尿失禁	76
ゼリー製剤	10
センサークリップ	159
センサーマット	159
選択的注意	16
前頭葉機能	143
全般性強直間代発作	19
前立腺肥大症	76, 77
速効型インスリン分泌促進薬	45
ゾレドロン酸	113

■た行

体幹抑制ベルト	159
耐性菌肺炎	59
大腿骨近位部骨折	105, 120
大腿骨頸部骨折	107
大腿骨転子部骨折	107
宅食サービス	171
チアプリド	128, 152
蓄尿障害	76
着座困難	17
注意障害	16, 102, 138
中途覚醒	99
中毒性表皮壊死融解症	25
超短時間作用型非ベンゾジアゼピン 系睡眠薬	104
治療区分	60

鎮静系抗うつ薬	95, 153, 156
椎体圧迫骨折	118, 119
椎体骨折	107
低血糖	42, 49
低血糖発作	52
定時排尿	82
デノスマブ	111, 113, 114
テリパラチド	111
てんかん	18
てんかん診療ガイドライン 2018	18
点滴自己抜去	147, 148
転倒の危険因子	101
透析看護	123
透析療法	123
糖尿病	34
糖尿病治療ガイド 2018-2019	35
糖尿病治療薬	45, 48
動脈硬化性疾患予防のための脂質 異常症診療ガイド 2018 年版	53
独居患者	192
服薬管理	6
独居認知症患者	170
ドネペジル	126
ドパミンアゴニスト	73
トピラマート	19
トレラグリプチン	46
ドンペリドン	72

■な行

ナトリウム利尿ペプチド	67
23 価肺炎球菌ワクチン	63
日常生活自立支援事業	185
乳酸アシドーシス	46
入眠障害	99
尿意切迫感	76, 77
尿失禁	81
任意後見契約	176
任意後見受任者	176

任意後見制度	175
任意後見人	175
人参養栄湯	140
認知症ケア加算Ⅰ	56, 145
認知症サポート医	168
認知症初期集中支援チーム	163, 192
認知症を伴うパーキンソン病	73
脳血管障害	37
脳出血	34
脳卒中治療ガイドライン 2015	34, 54

■は行

パーキンソン症状	70, 71
肺炎	55, 146
排尿障害	76
バルプロ酸	19, 22, 128
半夏瀉心湯	140
反復行動	15
反復症状	17
ビグアナイド薬	46
ビスホスホネート薬	112
ビタミンD	101, 110
左半側空間失認	136
非定型抗精神病薬	94
皮膚粘膜眼症候群	25
ビベグロン	82
フェソテロジン	81
腹圧性尿失禁	76
服薬管理	1
服薬支援ロボット	7
不顕性誤嚥	63, 65, 147
ブチリルコリンエステラーゼ	
阻害作用	143
フルニトラゼパム	90, 94, 99
フレイル	31, 70, 147
プロピベリン	81
分割的注意	16
β_3受容体刺激薬	81

ペランパネル	21, 24
法定後見制度	175
法的代理権	184
訪問販売	188, 194
訪問服薬管理指導	171
訪問服薬指導	7
暴力行為	151, 152
歩行障害	70
保佐	176
補助	176
補中益気湯	140
ポリファーマシー	1

■ま行

末梢サブスタンスP	64
慢性期脳梗塞	34
ミアンセリン	95, 99, 150, 153, 156
味覚・嗅覚障害	139
味覚障害	135
ミトン	159
ミラベグロン	81
無症候性脳血管障害	135
無目的な行動	15
メマンチン	89, 95, 150
申立権者	176

■や行

夜間せん妄	149, 150, 154
夜間頻尿	76
薬剤過敏性	96
薬剤性パーキンソニズム	102, 140
要介護状態	31
腰椎圧迫骨折	105

■ら行

ラコサミド	21
ラモトリギン	19
リスペリドン	91, 151

リスペリドン内用液	156
リセドロネート	111
六君子湯	140
リバスチグミン	127, 141, 152
リハビリテーション阻害因子	120
レジン	54
レニン・アンギオテンシン系阻害薬	30
レビー小体型認知症	71, 96
レベチラセタム	19, 22
レボドパ製剤	64, 71, 72
レム睡眠行動障害	87, 97
老衰	55

■欧文

ARB	32
CAP（city acquired pneumonia）	57
Ca 拮抗薬	32
DPP-4 阻害薬	45
DXA	107
GLP-1 受容体作動薬	46
HCAP（healthcare-associated pneumonia）	58
HMG-CoA 還元酵素阻害薬	54
NHCAP（nursing and healthcare-associated pneumonia）	58
PPV 接種	63
RA 系阻害薬	30
SERM	111
SU 薬	45
Y 字型抑制帯	159

認知症に伴う生活習慣病・身体合併症
―実臨床から考える治療と対応　　　　　　　　　　　　ⓒ

| 発　行 | 2019 年 11 月 15 日　1 版 1 刷 |

| 著　者 | 川　畑　信　也 |

発行者	株式会社　中外医学社
	代表取締役　青　木　　滋
	〒 162-0805　東京都新宿区矢来町 62
	電　　話　(03) 3268-2701 (代)
	振替口座　00190-1-98814 番

印刷・製本 / 三和印刷(株)　　　　　　　＜ MS・YI ＞
ISBN978-4-498-22916-7　　　　　　　Printed in Japan

JCOPY　＜(社)出版者著作権管理機構 委託出版物＞
本書の無断複製は著作権法上での例外を除き禁じられています.
複製される場合は，そのつど事前に，(社)出版者著作権管理機構
(電話 03-5244-5088, FAX 03-5244-5089, e-mail: info@jcopy.
or. jp) の許諾を得てください.